Dr A. BARRABÉ

GUIDE

ILLUSTRÉ

DE

BAGNOLES-DE-L'ORNE

MÉDICAL ET PITTORESQUE

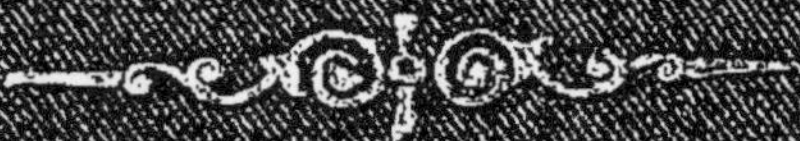

GUIDE PRATIQUE ILLUSTRÉ

DE

BAGNOLES-DE-L'ORNE

Médical et pittoresque

GUIDE PRATIQUE

DE

BAGNOLES-DE-L'ORNE

MÉDICAL ET PITTORESQUE

PAR

Le Docteur A. BARRABÉ

Médecin consultant attaché à l'Établissement thermal.
Membre titulaire de la Société d'hydrologie médicale de Paris
Vice-président du Conseil d'hygiène de l'arrondissement de Domfront
Médecin de la Compagnie des chemins de fer de l'Ouest
Médecin-major de l'armée territoriale
Médailles de l'Académie de médecine, du Ministère de l'intérieur
de l'Assistance publique de Paris
Officier d'Académie

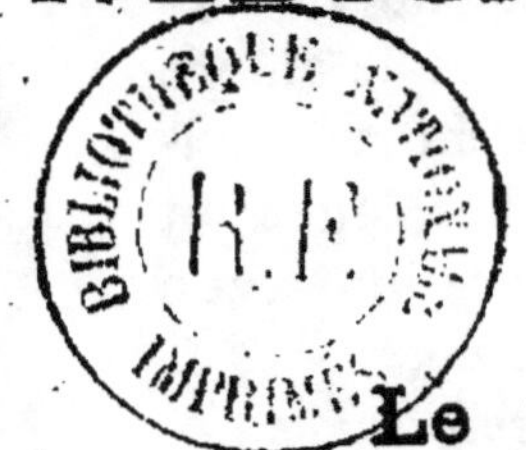

AVEC ILLUSTRATIONS

MAYENNE

CH. COLIN, IMPRIMEUR

1901

DU MÊME AUTEUR

Etude des lésions cardiaques dans le cours de la phthisie pulmonaire chronique. 1878.

Etude sur l'alcoolisme : Influence de la loi du 17 juillet 1880, sur le nombre des débits de boissons, sur le chiffre des condamnations pour ivresse publique, des morts accidentelles déterminées par excès de boissons, des folies et des suicides de cause alcoolique (En collaboration avec M. Bottet, substitut du procureur général d'Amiens).

Mémoire couronné par la Société française de tempérance. — Concours de 1886. — **Premier prix.**

Les Syndicats médicaux En collaboration, avec le Dr Legallois, de la Ferté-Macé).

Etude sur les Eaux de Bagnoles-de-l'Orne, 1894.

De la cure des Phlébites par les eaux minéro-thermales de Bagnoles-de-l'Orne, 1895 (*Mémoire couronné par l'Académie de médecine. — Médaille de bronze, décembre 1895*).

Les Eaux de Bagnoles dans certains troubles fonctionnels du système veineux chez les arthritiques, 1899.

Eaux minérales ; Bagnoles-de-l'Orne dans le passé et dans le présent, 1899 (*Mémoire communiqué à l'Association normande*).

Les Eaux de Bagnoles dans les suites des phlébites et dans les varices, 1900.

Avant-propos

Sous le rapport des Eaux minérales, la France est la mieux partagée de toutes les nations. Elle offre aux malades et aux touristes une variété infinie de Stations thermales encadrées par des paysages enchanteurs, des forêts admirables; mais le snobisme a ses exigences, il commande de passer les frontières, et d'aller chercher bien loin ce que nous avons près de nous.

Depuis quelques années cependant, une vogue incontestable et méritée est revenue à nos Eaux minérales françaises, et Bagnoles-de-l'Orne est au nombre des

stations thermales, qui ont largement béné-
ficié d'un engouement dû, non point à la
fantaisie ou au patriotisme, mais bien à
des succès thérapeutiques justifiés.

Procurer aux malades et aux touristes
les renseignements nécessaires, leur faire
connaître Bagnoles, la nature et les propriétés de ses Eaux minéro-thermales, ses
environs, tel est le but que nous nous
sommes proposé en publiant ce guide
qui répondra aux besoins des baigneurs,
et aux légitimes exigences des touristes.

Nous avons pensé que notre parfaite
connaissance de ce pays, et que notre expérience médicale déjà longue, pouvaient
nous donner l'autorité indispensable pour
mener à bien une telle œuvre.

Nous ne nous sommes point dissimulé
les difficultés de notre tâche ; nous sou-
mettons toutefois au public notre guide
avec une entière confiance, dans l'espoir
de l'intéresser, et avec le désir de lui être
utile.

Dr A. BARRABÉ.

De Paris à Bagnoles

---

248 kil. — Chemin de fer en 5 h. 30 à 5 h. 45.
1re cl., 27 fr. 80 ; 2e cl., 18 fr. 75 ; 3e cl., 12 fr. 20.

Deux express permettent de se rendre facilement de Paris à Bagnoles ; l'un part le matin de la gare Montparnasse à 8 h. 20, l'autre à 5 h. 9 de la gare Saint-Lazare ; ils passent par *Versailles-Chantiers*.

En quittant cette gare, on aperçoit bientôt à droite le parc et le château de Versailles, à gauche le plateau fortifié de Satory, plus loin l'école militaire de Saint-Cyr.

Après avoir laissé sur la gauche la ligne de Bretagne, on franchit les stations de Villepreux-les-Claies, Plaisir-Grignon célèbre par son école d'agriculture, Villiers-Neauphle, Montfort-l'Amaury-Méré, lieu de naissance de Simon de Montfort, chef de la croisade contre les Albigeois, Garancières-la-Queue, Tacoignières, Houdan, Marchezais-Broué, puis on arrive à

DREUX. — 82 kil.

Buffet ; les trains s'arrêtent de 5 à 15 m.

9718 h. — Chef-lieu d'arrondissement, intéressant par l'Eglise Saint-Pierre, et la chapelle royale où se trouvent les tombeaux de la famille d'Orléans.

Après avoir quitté Dreux, la voie ferrée traverse la vallée de l'Avre dont les sources alimentent la ville de Paris, Saint-Germain, Saint-Rémy, Nonancourt, Tillières, Verneuil, où l'on remarque l'*Eglise de la Madeleine*, dont la magnifique tour gothique rappelle la tour de Beurre de Rouen, Bourth, Laigle, ville industrielle avec des fabriques d'épingles et d'aiguilles, Sainte Gauburge, Le Merlerault très renommé pour ses beaux chevaux percherons, Surdon, et bientôt apparaît la gare d'Argentan.

ARGENTAN. — 182 kil.

Buffet : les trains s'arrêtent 24 minutes.

6309 hab., chef-lieu d'arrondissement de l'Orne, ville très ancienne que se disputèrent longtemps les Français et les Anglais, Argentan possède un bel édifice, l'*Eglise Saint-Germain*, et entre autres vestiges des anciennes fortifications, la *Tour Marguerite*.

Au sortir de cette ville, on quitte la vallée de l'Orne pour traverser un pays accidenté et boisé, Ecouché, les Yveteaux-Fromentel, puis Briouze où par suite d'une transformation des aménagements de cette gare, les voitures spécialisées de Bagnoles sont détachées du train de Granville et ajoutées à celui de Couterne, amélioration heureuse qui permet de faire directement le trajet de Paris à Bagnoles, sans transbordement.

En quittant la gare de Briouze, la ligne traverse Lonlay-le-Tesson, la Ferté-Macé, et après un retour en arrière, la forêt ; et les abords de Bagnoles s'annoncent brusquement par les tribunes de l'hippodrome, les villas.

Bagnoles-de-l'Orne

Bagnoles-de-l'Orne, situé dans l'arrondissement de Domfront, à la limite des forêts d'Andaine et de la Ferté-Macé, sur le territoire des communes de Tessé-la-Madeleine, La Ferté et Couterne, est la seule station hydro-thermale du nord-ouest de la France.

A 248 kilomètres de Paris, 6 kilomètres de La Ferté-Macé et 20 kilomètres de Briouze, dans l'une des plus pittoresques vallées du Bocage Normand, au milieu de forêts d'une très grande étendue à essence résineuse, Bagnoles n'est pas seulement desservi par le chemin de fer qui s'embranche à Briouze avec la ligne de Paris à Granville, mais il communique par Couterne avec les lignes du Mans et de la Bretagne.

A peine est-on dans le pays, qu'une impression reposante de calme et de tranquillité vous pénètre

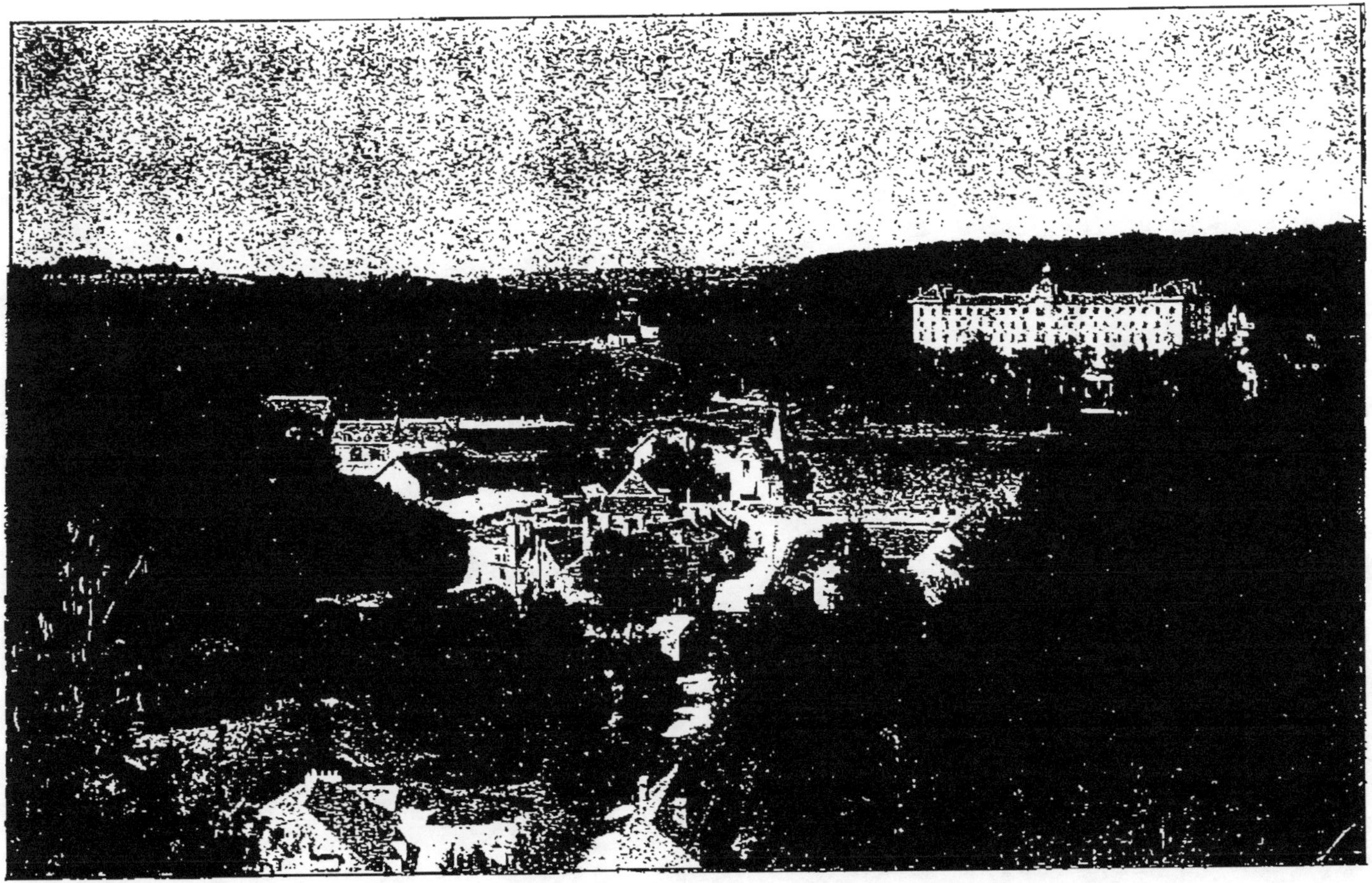

Cliché Ledru

VUE GÉNÉRALE DE BAGNOLES

doucement, et je dirai même gaiement, car je ne sais rien de plus riant que ce pays digne à tous égards du joli nom de *Suisse Normande*.

Dès la Cour de la gare, vous êtes séduit, enthousiasmé par le merveilleux panorama qui se déroule sous vos yeux.

A gauche, le nouveau Bagnoles avec ses grands boulevards, ses rues larges et bien percées, ses pimpantes villas où se trouvent le confort et l'élégance associés aux meilleures conditions hygiéniques.

A droite, le Grand Hôtel, les hauteurs de la Montjoie et son tapis de bruyères aux tons multicolores

En face, le gracieux Casino et l'immense parc de l'Etablissement thermal.

A nos pieds, le charmant square et son escalier rocaille si habilement dessinés par M. André, le célèbre paysagiste.

Un peu plus loin le lac qui réfléchit dans ses eaux sombres et limpides les chênes séculaires qui le séparent du Grand Hôtel.

De la place de la Gare, deux routes vous dirigent dans Bagnoles.

L'une passe à droite devant le *Grand Hôtel*, longe le *champ de courses*, le *lac* ; l'autre route à gauche vous conduit plus rapidement à l'Etablissement thermal ; il faut la descendre jusqu'au carrefour, d'où l'on voit l'escalier monumental, et l'Eglise St-Jean-Baptiste, tourner à droite près de *l'hôtel de la Terrasse* et à l'extrémité des jardins du Casino, vous apercevez l'entrée d'une avenue, et au-dessus de la grille l'inscription : ÉTABLISSEMENT THERMAL.

De chaque côté de cette avenue que l'on désigne sous le nom d'*Allée du Dante*, des arbres magnifiques s'élèvent, leurs cimes se rejoignent et forment des arceaux de verdure, de délicieux ombrages; à droite, la rivière la Vée la côtoie en faisant entendre son murmure jaseur, à gauche d'énormes rochers taillés à pic ou bizarrement entassés lui donnent un aspect sauvage.

Cette allée qui est pour les baigneurs un lieu de promenade des plus agréables et des plus pittoresques, aboutit après un parcours de trois cents mètres environ à l'Etablissement thermal.

Cliché Chauvin

L'ÉGLISE SAINT-JEAN-BAPTISTE

Historique

Pour illustrer l'originè de Bagnoles-de-l'Orne, bon nombre d'écrivains ont eu recours aux légendes et aux récits fabuleux. C'est d'abord un vieux cheval poussif abandonné aux abords de la source qui guérit parfaitement et fit l'admiration de ceux qui l'avaient vu hors d'état de servir ; c'est aussi le vidame de la Ferté-Macé, seigneur de Tessé et Couterne qui dans l'espoir de se retrouver jeune et alerte comme autrefois but à satiété à la fontaine, se maria ensuite à dame de Bonvouloir et en eut beaucoup d'enfants ; c'est enfin le capucin perclus de tous ses membres qui retrouvant si bien les jambes et la santé à Bagnoles put faire le saut prodigieux d'un rocher à un autre séparé par un intervalle d'environ trois mètres.

Certains auteurs prétendent d'après l'étymologie du nom, que la découverte des Eaux de Bagnoles doit prendre date à l'époque de la domination romaine ; dans tous les cas, il est hors de doute que dès le xvᵉ siècle, des malades de tout âge, de toute condition venaient chercher à Bagnoles la guérison de leurs maux.

Comme document authentique, le premier en date est un procès-verbal du 22 juillet 1667, par lequel M. de Marle, commissaire général de la Réformation des eaux et forêts dans la Généralité d'Alençon, confirma une sentence rendue par le Grand maître des Eaux et forêts de Normandie, Pierre de Montbas et ordonna « qu'une lisière de bois taillis et une grande place vague de bruyères et de rochers, où était située la fontaine de Bagnoles, seraient réunis au domaine royal ».

La fontaine de Bagnoles n'avait alors aucune prétention, pas même au plus rudimentaire confortable.

D'après un mémoire présenté par François Dupont au conseil d'Etat du roy, « il n'y avait qu'une loge sur quatre fourches, sur laquelle on jetait quelques bruyères et paille pour lui servir de couverture. Ceux qui y venaient prendre les eaux, et les *plus grands seigneurs*, allaient loger dans les villages voisins de la dite fontaine qui sont Couterne et Tessé ; tout y abondait pour lors, les paysans apportant de toutes parts des viandes et autres vivres..., et les bains s'y prenaient sans aucune dépense ».

Près de la fontaine, l'auberge de Marin Gérard balançait à tous les vents son hospitalière branche de gui ; puis sur les bords de l'étang, au voisinage des bâtiments de la forge, se trouvaient quelques misérables cabanes où descendaient Pierre Guy apothicaire à Alençon, médecin-directeur des Eaux, et messire François René de Laloë, médecin de Couterne.

De l'autre côté de la source, et sur l'unique chemin venant de Couterne, se trouvait l'hostellerie des Bidarts, prétentieusement nommée Versailles ; il était de bon ton d'y descendre.

Une ordonnance du 24 décembre 1685 concéda la surveillance de la fontaine de Bagnoles à Messire Jean-Baptiste Legeay, chirurgien à Alençon ; et le 10 septembre 1690, une autre ordonnance autorisa l'adjudication de la fontaine de Bagnoles et de ses dépendances.

Cette adjudication eut lieu le 14 août 1691. Legeay et Laloë furent déclarés adjudicataires à la condition de payer 150 livres au domaine, de faire construire UN BAIN PARTICULIER POUR LES PAUVRES, DEUX AUTRES BAINS SÉPARÉS, l'un pour les hommes, l'autre pour les femmes. Un médecin devait être établi « *Intendant des Eaux* », et « *avoir soin du gouvernement des malades* » ; il y avait enfin obligation « *de commettre aux dits bains des personnes de l'un et l'autre sexe, capables, fidèles et expérimentées à l'usage de baigner* ».

La même année, Legeay et Laloë rétrocédèrent leur marché à Jean Cardel, bourgeois de Falaise qui le rétrocéda à son tour à Pierre Hélie, conseiller du roi, receveur des tailles à Falaise.

Pierre Hélie mourut peu de temps après, et son fils Hélie hérita « *De la fieffe de la fontaine des Bains de Bagnoles* ».

Hélie éprouva le besoin de faire de la réclame, et le premier donna de la publicité aux Eaux de Bagnoles.

Le Dr Tablet de Domfront avait publié en 1715 dans le *Journal de Trévoux*, des observations sur les Eaux de Bagnoles qui n'étaient pas de nature à leur concilier les faveurs du public ; aussi Hélie de Cerny, qui avait dû avoir connaissance des diatribes du médecin de Domfront, jugea utile de faire paraître un *Traité des Eaux minérales de Bagnoles* contenant une explication méthodique de leur situation et de toutes leurs vertus.

Cette brochure imprimée à Alençon, chez Malassis aîné, était dédiée à « Messieurs les docteurs de la faculté de Paris ».

Dans cette brochure, l'auteur y présentait au monde médical une source trop inconnue appelée à rendre « de très grands services à l'humanité souffrante ». Il s'étonnait de l'ignorance dans laquelle on avait laissé jusqu'ici cette fontaine de Jouvence, et se demandait pourquoi les médecins envoyaient leurs malades « *à Bourbon, à Vichy, à Barège et à Bourbonne, plutôt qu'à Bagnoles* » ; et après avoir passé en revue toutes les maladies qui pouvaient être traitées par ces eaux, il indiquait « *les routes pour arriver de toutes parts aux bains* », et donnait une description des lieux et des bâtiments des bains où l'on trouvait « *des meubles les plus propres et de bons lits, des dîners aussi plantureux que dans les plus fameuses auberges, et jusqu'à la messe... »*

Les bains étaient servis « *par quatre personnes de différents sexes, entendues et capables qui avaient soin de déshabiller les malades, les placer dans le bain, les retirer, les frotter et les dessécher en observant toute la bienséance nécessaire* ».

Hélie de Cerny peut être considéré à bon droit comme le fondateur de Bagnoles. Il fut d'ailleurs annobli pour sa bonne gestion, et l'établissement resta la propriété de sa famille jusqu'en 1797, époque à laquelle Hélie de Tréperel céda le tout aux frères Gilles et Gabriel Jenvrin marchands, résidant dans les communes de Chanu et de la Chapelle-Biche, pour la somme de 11740 livres.

En 1813, M. Lemachois, négociant à Caen acheta aux héritiers de la famille Jenvrin les bains de Bagnoles pour la somme de 21.700 francs.

Le nouveau propriétaire, instruit par l'exemple de De Cerny marcha sur ses traces. Comme partout, la révolution avait passé par Bagnoles, et avec elle, les idées nouvelles s'étaient répandues jusque sur les bords de la Vée. Comme les coutumes et les costumes, les bâtiments étaient trop vieux ; il fallait faire du neuf.

La fortune de M. Lemachois, plus d'un million, y passa pour donner à l'établissement le confort et le luxe réclamés par les exigences modernes.

Vers 1820, un hôpital militaire fut créé à Bagnoles et reçut chaque année de 120 à 140 officiers et soldats.

Le 5 juillet 1826, M. Lemachois mourut; sa veuve administra l'établissement jusqu'en 1840, et sut par le charme de ses manières, attirer à Bagnoles, « y retenir et y rappeler ».

Le domaine de Bagnoles fut mis en adjudication le 8 octobre 1841, et M. Louis Desnos, pharmacien à Alençon s'en rendit acquéreur au prix de 228000 fr. puis le céda en 1865 à une société présidée par M. Richard, ancien notaire à Alençon ; c'est cette société qui fit construire la piscine actuelle, une des plus vastes piscines thermales de France.

A la mort de M. Richard en 1879, Bagnoles fut adjugé à M. Louis Vabre. Ce nouveau propriétaire fit construire le pavillon d'hydrothérapie, et le châlet de la source.

En 1880 l'Etablissement thermal de Bagnoles de l'Orne fut acheté par M. Lescanne Perdoux pour une société dont M. Alexis Duparchy, le principal intéressé, a été le président pendant 16 ans.

Pendant cette longue période, des constructions nouvelles et améliorations accrurent la prospérité de l'Etablissement ornais.

En dehors de la société, M. Alexis Duparchy fit construire tout personnellement le casino existant entre le Parc et l'Etablissement thermal. Il était impossible de choisir un site permettant de mieux apprécier le charme sauvage et forestier du pays.

A la mort de son secrétaire général. M. Léopold

Meunier, décédé en 1896, M. Alexis Duparchy toujours à la tête de grandes entreprises de travaux publics ne pouvait, malgré son vif désir, consacrer à notre station thermale, le temps nécessaire au développement de sa prospérité.

Sur la demande qui lui en fut faite par un groupe financier de sa convenance, il lui céda l'établissement thermal en conservant dans la nouvelle société une place prépondérante.

Depuis 1896 le président de la nouvelle société est un de nos grands industriels parisiens, M. Georges Hartog, dont nous n'avons plus à louer les efforts incessants.

Le dévouement infatigable qu'il apporte dans ses fonctions lui a valu les manifestations de sympathie les plus flatteuses.

C'est grâce à son impulsion que l'Etablissement Thermal a pris une véritable extension et est devenu une station des plus appréciées. Un immense hôtel aménagé avec tout le confort moderne, électricité, ascenseur, etc... vient d'être édifié dans le parc même de l'Etablissement à proximité des bains dont l'installation s'est en outre considérablement agrandie et perfectionnée.

Ajoutons que M. Georges Hartog a trouvé dans son beau-frère, M. Alphonse Hartog, administrateur délégué à la direction de l'établissement thermal, un auxiliaire éclairé qui lui donne sans réserve le précieux concours de sa vieille expérience.

Enfin un nouveau Bagnoles a pris naissance ; il

a rapidement grandi par suite d'un échange de terrains à bâtir conclu entre l'Etat et la Compagnie foncière, grâce à l'intervention de M. Christophle ; c'est aussi sur son initiative que le Crédit foncier dont il était autrefois le Gouverneur, fit élever à Bagnoles le beau monument qui sert de maison de convalescence aux nombreux employés de ce grand établissement financier.

Le professeur Léon Labbé, le corps médical de Bagnoles, ont aussi puissamment contribué à la prospérité de la Station Thermale en faisant connaître aux médecins de Paris et de la province les merveilleuses propriétés de ses Eaux minérales.

Bagnoles est devenu un lieu préféré de rendez-vous pour nombreuses sociétés littéraires et artistiques.

La *Pomme* y a tenu ses assises. La société historique et archéologique de l'Orne, la société linéenne de Normandie, l'association Normande sont venues tour à tour à Bagnoles, et ont fait à la station thermale ornaise, le grand honneur de leurs réunions scientifiques.

Les amis des lettres qui, à cette occasion, ont été fidèles au rendez-vous assigné, les amants de notre bocage, ont pu constater le nouvel essor qu'a pris la station balnéaire de l'Orne. Ceux qui ont le bonheur d'être encore superstitieux croiront à quelque apparition de la bonne fée Andaine, les autres y verront le résultat du travail et de la richesse, la marche en avant du progrès.

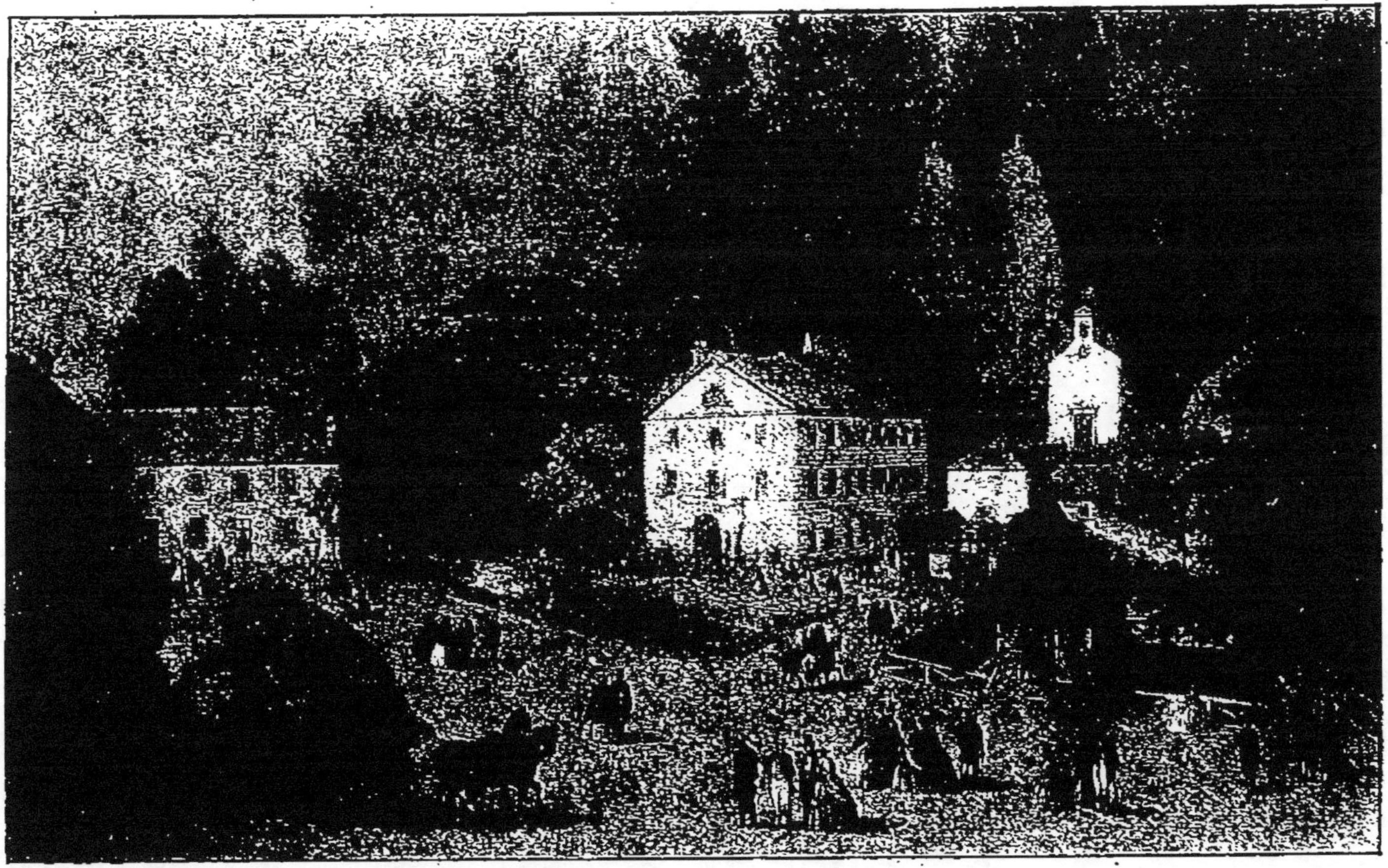

Cliché Chauvin

L'ÉTABLISSEMENT THERMAL EN 1820.

Géologie

Bagnoles se trouve sur une constitution géologique ancienne, et son sous-sol est composé de granit et de deux bancs de grès séparés par une couche de schistes. Dans les couches de grès, on trouve souvent des empreintes très nettes et fort curieuses d'animaux antédiluviens.

.« Ces grès, dit M. le comte de Blanzay, sont incli-
« nés à peu près de 45 degrés, par couches super-
« posées et distinctes comme les feuillets d'un missel
« sur le pupître d'une église. Sur ces couches, mises
« à nu par l'enlèvement de plusieurs autres, apparais-
« sent aussi nettes, aussi accusées que si elles étaient
« gravées d'hier sur une argile humide, des emprein-
« tes ressemblant, les unes, aux pas d'un quadrupède
« gigantesque, les autres, à ceux d'un bipède colos-
« sal ; — ces pas se dirigent obliquement, de bas en
« haut, c'est-à-dire du bord du grand lac, dont les

« eaux devaient alors remonter jusque-là, vers les
« sommets des rochers qui l'entouraient. Depuis
« combien de siècles, ces traces, ces preuves de la
« vie, sont-elles gravées et conservées ? C'est un
« problème intéressant à résoudre et bien digne de
« fixer l'attention des géologues et des érudits ».

CLIMAT

Le pays est à 228 mètres au-dessus du niveau de
la mer. L'air qu'on y respire est des plus purs et des
plus salubres, étant chargé des émanations balsamiques des conifères qui constituent l'essence domi-
nante des forêts voisines.

Par suite du voisinage de la mer, distante à vol
d'oiseau d'une soixantaine de kilomètres environ, le
climat est variable, mais tempéré. La température
moyenne est de 10°; en juillet et août, pendant les
plus grandes chaleurs, le thermomètre atteint rarement 30 degrés, le voisinage des bois ne permettant
pas un échauffement exagéré du sol, et par suite une
haute température.

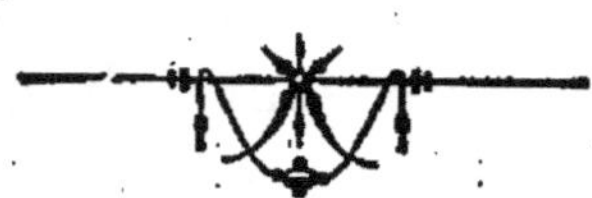

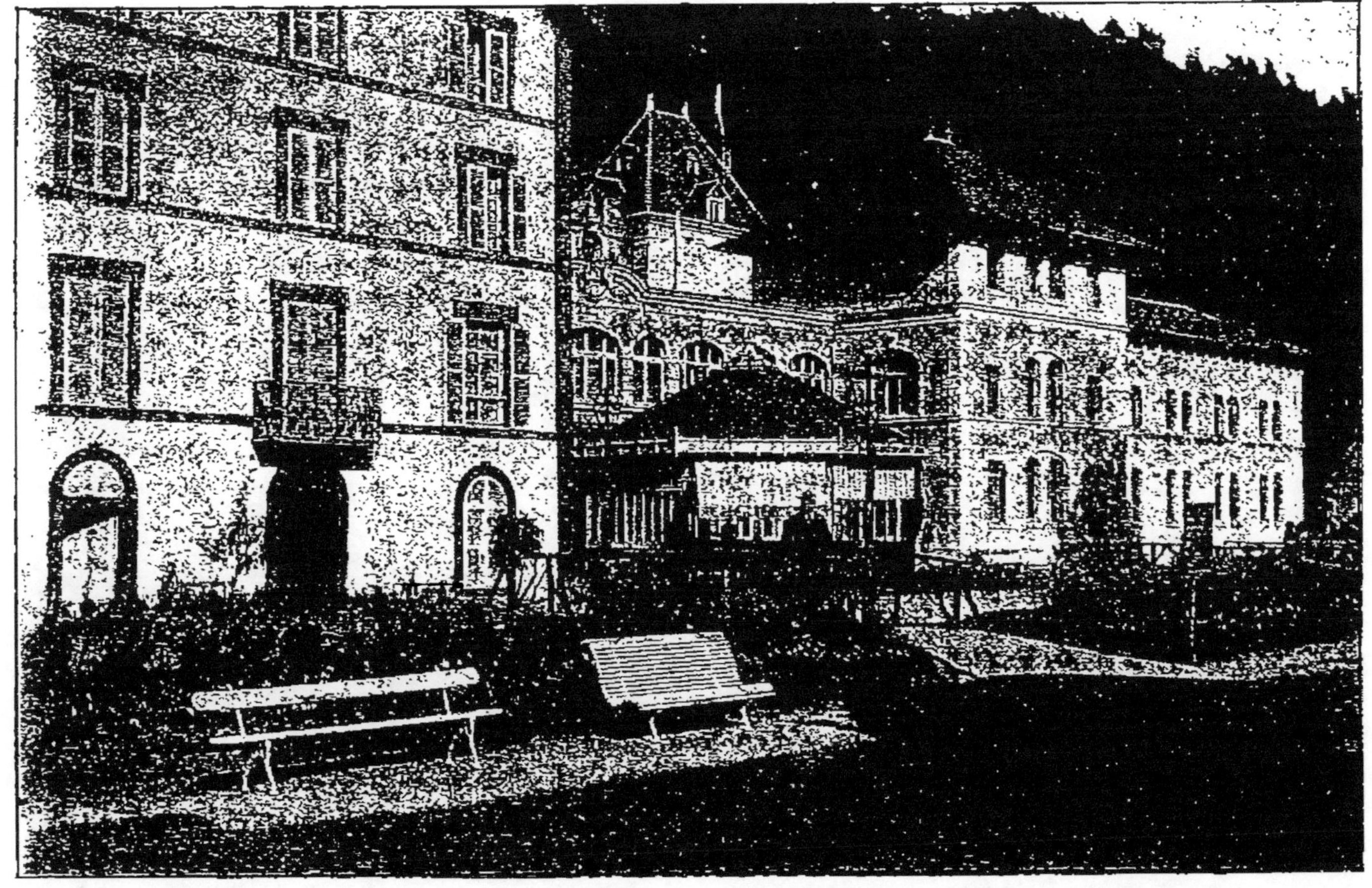

Cliché Ledru

L'ÉTABLISSEMENT THERMAL

L'Établissement thermal

L'Etablissement thermal occupe une situation véritablement exceptionnelle, et se compose des galeries des bains, des pavillons des Thermes, Gondonnière, Desnos, et du Nouvel Hôtel. Il est bâti dans une vallée étroite et resserrée entre des rochers abruptes, au milieu d'un parc planté d'arbres séculaires où coule torrentiellement en hiver, silencieusement en été, entre des berges fleuries, la rivière La Vée. Sur les rochers croissent les genêts d'or, les bruyères roses et blanches, à l'ombre des grands pins. Plus loin, d'autres vallées boisées des essences les plus diverses, serpentent au gré de la Vée, tandis que de distance en distance, aux flancs des coteaux, s'accrochent les sites les plus enchanteurs qu'ait jamais rêvés en ses heures d'extase, le paysagiste le plus follement amoureux de la nature.

L'Établissement thermal a subi dans ces dernières années des transformations considérables, par suite de la démolition des pavillons d'hydrothérapie, de Cerny et Lemachois qui ont été remplacés par d'élégantes constructions dont le confort ne laisse rien à désirer.

L'Entrée principale des galeries se trouve derrière le pavillon de la Buvette qui malheureusement masque une grande partie de la façade de la galerie centrale.

Ces galeries comprennent : un rez-de-chaussée et un premier étage affectés du côté gauche aux hommes, et réservés du côté droit au service des dames. Elles contiennent :

1º Soixante-dix-sept baignoires, dont quinze annexées à des douches pour l'administration successive et sans dérangement de la douche et du bain.

2º Deux baignoires à eau courante.

3º Un bain russe.

4º Une salle de pulvérisation.

5º Une grande salle d'hydrothérapie munie de tous les appareils modernes.

6º Deux salles de massage.

7º Cinq cabinets de repos, avec chaise-longue permettant de faire la réaction après le bain.

8º Des fauteuils roulants, des chaises à porteur, des chaises-longues placées dans les diverses galeries.

A une petite distance de l'Etablissement thermal, se trouve le pavillon Gondonnière dont le rez-de-chaussée est occupé par douze cabinets de bains, et une piscine longue de 20 mètres, large de 5, profonde de 0 m. 60 à 1 m. 70.

Cette piscine est alimentée par les trois petites sources thermales, et le trop plein de la Grande source. L'eau se renouvelle environ quatre fois dans les 24 heures, et sa température est de 22°.

La piscine n'est pas seulement utilisée dans un but thérapeutique, elle sert également pour la natation.

L'Eau de la Grande Source suffit largement aux divers moyens balnéaires de l'Etablissement ; elle se rend dans un petit réservoir d'une capacité d'environ vingt mille litres qui communique par une forte tubulure avec un grand réservoir de cent mille litres construit récemment sous la nouvelle galerie des bains, et se remplissant principalement la nuit.

C'est dans le premier réservoir que sont situées les crépines de deux pompes élévatoires qui dirigent l'eau thermale dans les cuves destinées à sa répartition pour le service des bains.

Il est souvent nécessaire d'augmenter la température de l'eau thermale ; depuis 1880 on y a procédé à l'aide de la vapeur circulant dans des serpentins installés dans les cuves; mais ce mode de chauffage est devenu insuffisant. On a eu recours alors à un nouvel appareil connu sous le nom de thermosyphon. Cet appareil installé depuis un an derrière la galerie centrale, permet d'élever facilement la température de l'eau à 60°, et a donné les meilleurs résultats.

PERSONNEL — RÈGLEMENT

L'établissement thermal de Bagnoles-de-l'Orne, est régi directement par un administrateur délégué de la société, M. Alphonse Hartog.

Le service y est assuré pendant la saison, par un personnel d'environ 100 employés.

Les personnes qui veulent suivre un traitement se font inscrire sur un registre spécial au bureau des tickets situé dans la galerie centrale ; une heure pour les bains leur est indiquée et rigoureusement réservée.

Les heures d'ouverture et de fermeture du service balnéaire sont ainsi fixées :

Le matin, de 5 heures 1/2 à midi.

Le soir, de 2 heures à 7 heures.

Lorsqu'un baigneur n'a point paru dix minutes après l'heure fixée pour son bain, il peut être disposé de sa cabine pour une autre personne.

Si un baigneur en cours de traitement reste trois jours sans paraître à l'établissement, il peut être également disposé de sa cabine.

La durée des bains est d'une heure au maximum ; les malades qui dépassent cette limite paient double.

Les tickets délivrés ne sont pas repris, mais ils sont valables pour toute la durée de la saison.

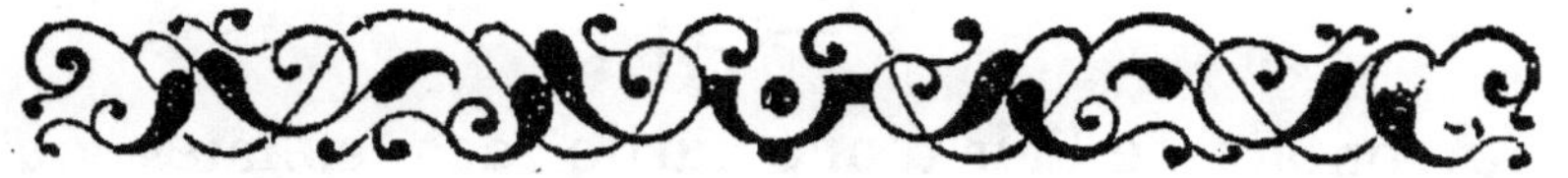

Les Sources

Les sources minérales de Bagnoles se composent
d e la Source Thermale, et de la source des Fées.

Source Thermale.

La principale source de la station, est la source
Thermale, ce qui lui a valu sans doute le nom de
Grande source. Son débit est abondant, de 20 mille
litres à l'heure, et sa température varie entre 24°5 et
25 degrés centigrades.

L'Eau thermale est claire, limpide, de réaction
acide; au griffon, des bulles de gaz viennent en grand
nombre se dégager à sa surface. Sa saveur n'a rien
de désagréable, un peu fade seulement ; mélangée
au vin ou au cidre, elle n'en modifie ni le goût, ni la
couleur. Son odeur est à peu près nulle, tout au plus
légèrement sulfureuse par suite de la décomposition

au contact de l'air d'une partie des sulfates qu'elle renferme, ou de leur rencontre dans le sol avec des matières organiques. Onctueuse au toucher grâce à la Barégine qu'elle contient, elle donne à la peau une grande douceur ; antiseptique enfin par les silicates qu'elle renferme, on s'explique facilement les bons résultats obtenus en 1870 par le Dr Joubert qui l'utilisait pour le pansement des plaies des blessés.

La Grande Source provient d'une nappe d'eau située à une profondeur qu'on peut évaluer à 5 ou 600 mètres ; elle s'est frayée un passage entre les couches de granit qui sont superposées, comme les roches voisines de l'avenue du Dante, de l'est à l'ouest, avec une inclinaison de 90°.

Captée à sa sortie du rocher, au centre de l'établissement thermal et au-dessous du pavillon de la Buvette, la Grande Source est entourée par deux ceintures de maçonnerie reposant sur le rocher et séparées par une épaisseur de glaise d'environ soixante centimètres.

Près de la Grande Source, dans un rayon de 3 ou 4 mètres, jaillissent trois sources bien moins importantes, captées toutefois avec les mêmes précautions. Présentant les mêmes caractères physiques et chimiques que la Grande Source, elles paraissent avoir la même origine et forment probablement trois branchements du canal principal.

Tout autour des Sources thermales, le sous-sol, du rocher à la rivière, se compose de cailloux, pierres et sables roulés.

En 1899, l'administration de l'établissement thermal soucieuse de la pureté des sources minérales a fait construire un mur protecteur. Ce mur prend son départ à l'angle du pavillon des thermes, sur le rocher et au-dessous du niveau de la Grande Source, suit parallèlement la Vée pour se terminer à l'angle du pavillon des Bains, et met ainsi les sources à l'abri de toute contamination qui aurait pu provenir de la rivière dans un temps plus ou moins éloigné.

La première analyse de la source thermale a été faite en 1749 par Geoffroy fils, qui y reconnut la présence « d'un principe sulfureux ».

Elle fut également l'objet de recherches chimiques de la part de MM. Vauquelin, membre de l'institut, Thierry, professeur à l'école secondaire de médecine de Caen. Une plaque de marbre située au premier étage du pavillon des Thermes indique que ces recherches eurent lieu les 14, 15 et 16 octobre 1813, et firent connaître la nature des substances qui entraient dans les eaux, mais non leurs proportions, ni leurs combinaisons.

Il faut arriver à l'année 1868, pour pouvoir apprécier la composition chimique de la Grande Source d'après des données en rapport avec les progrès de la science, grâce à M. Ossian Henry, professeur agrégé de l'école de pharmacie de Paris et chef des travaux chimiques de l'Académie de médecine, qui la classa parmi les Eaux chlorurées-sodiques, sulfurées, arsénicales.

En 1878, J.-B. Dumas étudia l'eau thermale pendant un long séjour qu'il fit à Bagnoles, et la rangea parmi les Eaux silicatées avec traces d'acide phosphorique :

Analyse de J.-B. Dumas.

Silice..	0,01820
Alumine, oxyde de fer......................	0,00170
Oxyde de zinc..............................	Traces
Phosphate de chaux........................	0,00028
Sulfate de chaux...........................	0,00350
Sulfate de potasse.........................	0,00400
Sulfate de soude...........................	0,01510
Chlorure de sodium........................	0,01270
Lithine.....................................	Traces
Eau et matière organique.................	0,00732
	0,06280

Acide carbonique......... 4 }
Azote.................... 96 } p. 100 part.

Boues déposées à la sortie de la source :

Silice..	10,7
Acide phosphorique........................	17,6
Sesquioxyde de fer........................	58,3
Oxyde de zinc..............................	1,3
Oxyde de plomb...........................	14,1
Acide stannique...........................	2,3
Oxyde de cuivre...........................	Traces
	104,3

NOTA. —Les oxydes de plomb, de zinc, de fer sont à l'état de phosphates, en tout ou en partie. L'acide phosphorique est donc combiné avec eux.

J.-B. Dumas, 1878.

Enfin une dernière analyse a été faite en 1896, au laboratoire de l'Ecole des mines ; elle concorde à peu près avec l'analyse de Dumas. En voici d'ailleurs les résultats :

<table>
<tr><td>ECOLE DES MINES
—
Bureau d'essai
—
N° 12.936</td><td>EXTRAIT
des registres du bureau d'essai
pour les substances minérales.
—</td></tr>
</table>

Paris, le 15 février 1896.

Eau minérale de Bagnoles-de-l'Orne. Grande source (Thermale) ; certificat d'origine délivré par M. le Maire de Tessé-la-Madeleine.

On a dosé par litre d'eau :

	grammes
Acide carb. { Libre........................	0.0063
{ des bicarb...................	0.0068
Acide chlorhydrique...............	0.0102
Acide sulfurique...................	0.0125
Acide phosphorique................	8.0004
Acide arsénique...................	Traces
Silice............................	0.0135
Protoxyde de fer..................	0.0010
Chaux............................	0.0061
Magnésie.........................	0.0012
Lithine..........................	Traces
Potasse..........................	0.0028
Soude............................	0.0163
Matières organiques..............	0.0021
Total........	0.0772
EXTRAIT SEC A 180° :	0.0625

Composition calculée :

	grammes
Acide carbonique libre	0.0063
Silice	0.0135
Bicarbonate de fer	0.0022
Bicarbonate de chaux	0.0092
Phosphate de chaux	0.0009
Sulfate de chaux	0.0034
Sulfate de magnésie	0.0030
Sulfate de potasse	0.0050
Sulfate de soude	0.0128
Arséniate de soude	faibles traces
Chlor. de sodium	0.0164
Chlor. de lithium	Traces
Matières organiques	0.0021
Total	0.7054

L'inspecteur général des mines
Directeur du Bureau d'essai.
A. CARNOT

Le Chimiste.
E. GOUTAL

Il résulte de cette analyse que l'eau de la Grande Source est une eau silicatée, chlorurée-sodique, phosphatée, sulfatée avec traces d'arsénic et de lithine.

L'analyse des gaz qui se dégagent de la source thermale a été faite récemment par le professeur Bouchard et M. Desgrez qui ont reconnu la présence de 5 pour 100 de gaz acide carbonique contre 95 pour 100 de gaz azote, avec les raies spectrales de l'argon et de l'hélium, comme dans les Eaux de Cauterets.

Si l'analyse des Eaux de Bagnoles était faite sur

place, en opérant sur des milliers de litres d'eau, nous sommes convaincu qu'on parviendrait à découvrir un nombre considérable de corps variés, surtout métalliques.

C'est en procédant ainsi que Garrigou a pu déceler jusqu'à quarante et quelques corps simples dans une eau minérale, qui d'après l'analyse ancienne n'en contenait que dix ou douze. Il avait préalablement détruit la matière organique soluble unie à tous les métaux qui les rend tellement difficiles à précipiter que ces métaux avaient échappé jusqu'à ce jour à toutes les investigations.

Source des Fées.

La Source des Dames ou dès Fées est située sur les bords de la Vée, dans l'Avenue du Dante, à deux cents mètres-environ de la grande source ; sa limpidité est parfaite, elle est facile à digérer et se conserve sans s'altérer ; sa température est de 13° centigrades.

D'après l'analyse de M. Ossian Henry, cette source est ferro-manganésienne arsenicale ; voici d'ailleurs sa composition :

Acide carbonique......................	indices
Fer métallique.......................	0.0333
Proto-crénate de fer.................	0.0048
— de manganèse..........	0.006
Arsénic uni à ces métaux............	traces
Chlorure de sodium..................	0.046

Sulfate de soude..........................		0.0010
Silicates { d'alumine..................... de potasse................ de lithine.................. }		0.011
Phosphate de chaux......................		0.011
Bicarbonate { de chaux............... de magnésie........... }		0.1010
Matières organiques (acide créniqueet apocrénique).......................		indéterminées
Total......		0.1050

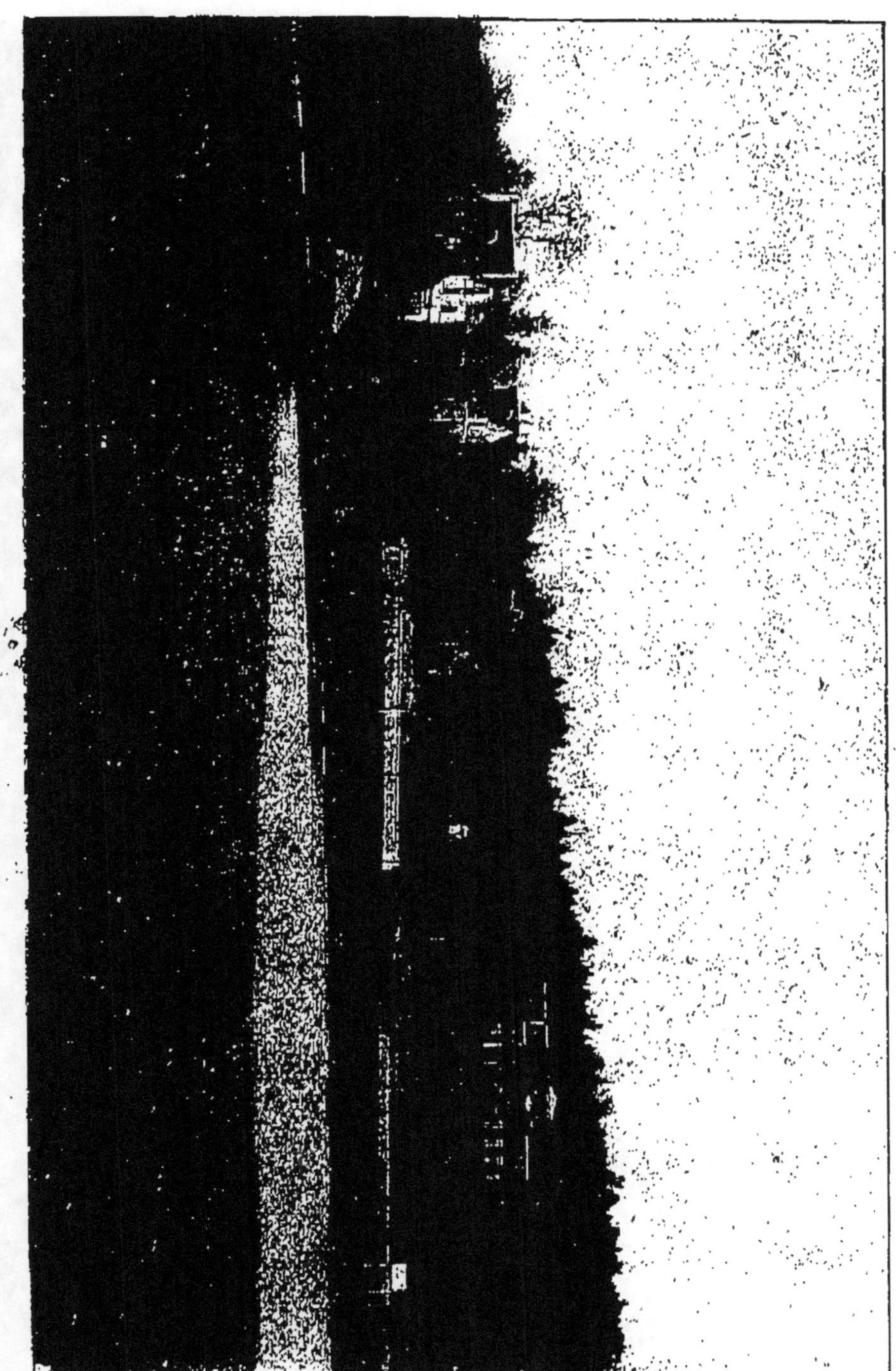

Action physiologique
des Eaux de Bagnoles

Les Eaux de Bagnoles-de-l'Orne ne produisent pas seulement leurs heureux effets grâce à la thermalité et aux divers procédés balnéaires mis en usage, elles les doivent surtout à leur action physiologique sur l'organisme.

Nous basant sur une observation journalière et attentive, nous allons passer en revue les réactions salutaires que les Eaux de Bagnoles provoquent sur les diverses fonctions.

Circulation. — Les bains tempérés de Bagnoles, possèdent une influence incontestable sur l'appareil circulatoire. Ils rendent la circulation périphérique plus vive par l'excitation des fibres musculaires lisses, qui a pour conséquence l'augmentation de la tonicité et de l'élasticité des petits vaisseaux ; par suite la déplétion du système veineux et le développement d'une circulation collatérale deviennent plus faciles, la circulation générale meilleure. Il en résulte un effet *tonique* pour la peau et l'ensemble de la constitution, qui réveille ainsi la vitalité des tissus, provoque l'expulsion des produits morbides, et produit suivant l'expression de Bordeu un remontement général.

Cette excitation de la circulation ne saurait être mise en doute ; elle est amplement démontrée par le rapprochement qui se produit dans le bain thermal entre la température axillaire et la température rectale, ainsi que l'a reconnu le professeur Bouchard pendant son séjour à Bagnoles, et que nous l'avons constaté maintes fois nous-mêmes.

En résumé, les bains tempérés de Bagnoles ont une *action tonique*, *vaso-motrice* sur la circulation.

Système nerveux. — L'irritabilité du système nerveux est diminuée, puis calmée par les bains de Bagnoles ; leur *action sédative* reconnue par Desnos et Ledemé, constatée maintes fois dans son influence sur les phénomènes douloureux de la périphlébite, de la phlébite, de la névralgie sciatique, s'exerce sur les nerfs sous-cutanés, et, se transmettant au grand sympathique, elle produit une activité plus grande dans les échanges nutritifs, et par suite, la résorption plus rapide des exsudats inflammatoires.

D'ailleurs l'azote fait partie des gaz contenus dans les Eaux de Bagnoles avec une proportion de 95 pour 100, et d'après les savantes recherches faites par le professeur Robin avec le concours de M. Binet, l'azote est devenu un puissant élément de thérapeutique par son action sédative.

Respiration. — Aucune modification n'est à signaler du côté de la respiration.

Système musculaire. — L'excitabilité des muscles striés est légèrement augmentée, et par suite, le travail musculaire est sensiblement accru.

Tube digestif. — Prise en boisson, l'Eau de Bagnoles exerce une action salutaire bien évidente sur l'estomac ; elle excite l'appétit, stimule les fonctions digestives, et favorise l'assimilation.

Au début du traitement, la constipation est fréquente ; puis la fonction intestinale se régularise généralement au bout de quelques jours ; dans d'autres circonstances la diarrhée apparaît, mais ces divers troubles des fonctions digestives ne nous paraissent pas être sous la dépendance des eaux, mais plutôt du changement de régime et de la table d'hôte.

Peau. — La peau, en raison du grand développement de son réseau capillaire, et des ramifications dans ses papilles de nombreuses terminaisons nerveuses, est le siège sous l'influence du contact de l'eau minérale, de phénomènes de vaso-constriction et de vaso-dilatation des vaisseaux, et d'actes réflexes qui jouent un rôle considérable en thérapeutique thermale.

Le bain tempéré de Bagnoles est un calmant de la peau ; il la rend souple, douce, onctueuse, et modifie d'une façon très heureuse toutes les plaies.

On observe quelquefois après le bain une sensation de prurit, ou une rougeur plus ou moins intense passagère, de l'enveloppe cutanée, mais surtout lorsque le bain a été pris à une température très élevée, ou qu'il a été très prolongé.

Nutrition. — L'usage interne de l'Eau de Bagnoles combiné avec le bain tempéré, produit d'heureux effets sur la nutrition, et la régularisation de ses fonctions.

La sécrétion urinaire est augmentée d'une façon très sensible, surtout après le bain et au début du traitement thermal.

Il y a souvent aussi après les premiers bains, expulsion d'acide urique et d'urates de soude, en un mot un débarras de vieux déchets de la nutrition, et ces divers éléments disparaissent complètement à la fin de la cure.

Cette élimination de l'acide urique et des urates présente un réel intérêt, puisqu'il paraît admis que leur présence dans l'organisme a pour résultat de produire, comme les toxines alimentaires, une action constrictive sur les vaisseaux.

De là, découle également l'indication bien nette des Eaux de Bagnoles chez les arthritiques.

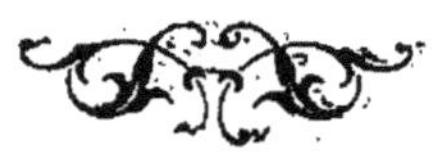

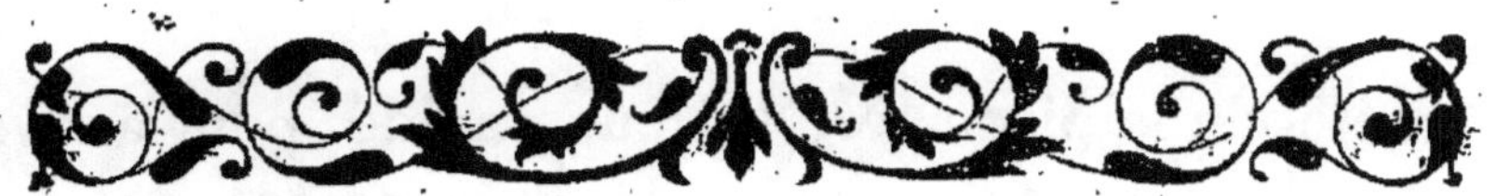

Clinique thermale
de Bagnoles-de-l'Orne

On ne saurait déduire d'une façon précise les applications thérapeutiques des Eaux de Bagnoles d'après l'examen de leur composition chimique, en présence de leur faible minéralisation, et en l'absence de principes minéralisateurs dominants. N'en est-il pas de même de la plupart des médications ; et si leur action reste encore mystérieuse pour nous, cela ne peut-il point tenir aussi aux moyens d'investigation encore trop imparfaits que la science met à notre disposition.

Aussi pour recommander, et préconiser les Eaux de Bagnoles, nous contenterons-nous d'invoquer comme pour nos agents médicamenteux, l'opium, le sulfate de quinine, le salicylate de soude, etc., les résultats remarquables et incontestés de l'expérimentation, de l'observation clinique ; c'est encore la méthode la plus sûre, la plus rapide pour arriver à l'explication du pourquoi et du comment de la thérapeutique.

Administrées avec succès dans un grand nombre de maladies, les Eaux de Bagnoles appartiennent, disait le professeur Pidoux, à l'occasion d'une étude du Dr Bignon, « à cette classe d'Eaux médicinales qui ne sont pas franchement minéralisées, et qui conviennent à un grand nombre de maladies dont le caractère est aussi de se montrer ni bien franches, ni bien simples. »

Toutefois, si leurs applications sont variées, elles sont loin de présenter la même importance, la même valeur dans les diverses affections où elles ont été utilisées, et leurs effets thérapeutiques ne dépendent pas seulement de la grande sensibilité des malades à leur action, mais encore de la main plus ou moins experte qui ordonnance l'eau minérale.

L'expérimentation a permis de constater certaines APPLICATIONS SPÉCIALES qui forment pour ainsi dire la caractéristique, la raison d'être de notre station thermale, des APPLICATIONS PRINCIPALES et des APPLICATIONS SECONDAIRES qui nous permettent de réunir en trois groupes les maladies justiciables des Eaux de Bagnoles-de-l'Orne :

APPLICATIONS SPÉCIALES.

Maladies des veines. — *Phlébites et périphlébites, rhumatisme veineux, varices et ulcères variqueux, hémorrhoïdes.*

APPLICATIONS PRINCIPALES.

Maladies de la peau. — *Eczéma subaigu et chronique, acné, lichen, scrofulides.* — **Maladies de l'arthritisme.** — *Rhumatisme, goutte, gravelle, névralgie sciatique.* — **Maladies des voies digestives.** — *Dyspepsie gastro-intestinale, pléthore abdominale.* — **Maladies des femmes.** — *Dysménorrhée, aménorrhée, métrites, ménopause.*

APPLICATIONS SECONDAIRES.

Maladies générales et maladies nerveuses. — *Chloro-anémie, convalescence et faiblesse générale, neurasthénie, chorée.*

Affections chirurgicales.

Maladies de l'Enfance.

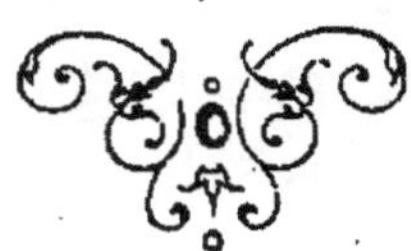

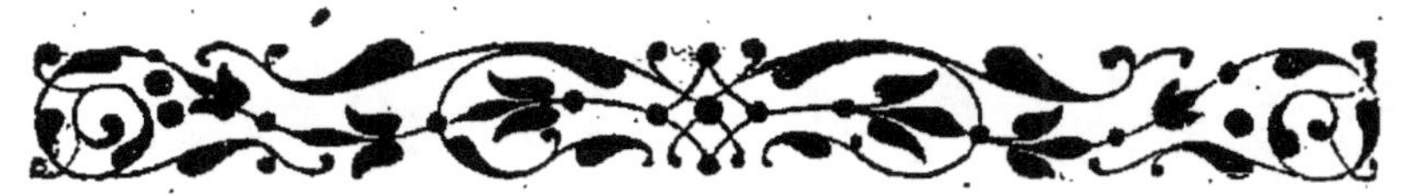

Applications spéciales

MALADIES DES VEINES.

Phlébite et périphlébite, rhumatisme veineux, varices et ulcères variqueux, hémorrhoïdes.

Phlébite et périphlébite. — On entend par phlébite, l'inflammation des veines suivie ou non de coagulations intra-veineuses du sang, et par endophlébite, mésophlébite, périphlébite, la localisation du processus-inflammatoire sur la tunique interne, moyenne ou externe des veines.

Signalée par les accoucheurs au commencement du siècle dernier, la phlébite a été observée et étudiée ensuite par Mauriceau, Pugos, White, Davis, Guthrie, Robert Lee, Breschet, Van Swieten, Legrain, Bouillaud ; mais il faut arriver à l'année 1830 pour voir cette maladie entrer dans une phase nouvelle et vraiment scientifique.

« L'expression de phlébite dont je me suis constamment servi, écrit Cruveilhier, pour caractériser l'oblitération veineuse par suppuration, prouve assez que je considère ces deux ordres d'oblitérations comme le résultat de l'inflammation de la membrane interne des veines ».

Cette nouvelle doctrine est bientôt admise par tous les cliniciens, notamment par Andral, Piédagnel, Trousseau, etc. ; mais, en 1845, Bouchut y apporte quelques restrictions.

Un peu plus tard, Virchow devient un dangereux adversaire des idées de Cruveilhier ; la phlébite n'est plus la cause de la coagulation, elle n'en est que l'effet ; c'est la théorie de la coagulation spontanée dont le Dr Lancereaux établit les lois mécaniques.

Cette théorie va régner sans opposition pour ainsi dire jusqu'en 1874 ; c'est alors que le professeur Vulpian intervient pour remettre en honneur les idées émises par Cruveilhier.

Aujourd'hui tout le monde est d'accord pour admettre que l'altération de la paroi veineuse est le phénomène initial de la phlegmatia.

Causée tantôt par un traumatisme des veines, accidentel ou déterminé par l'intervention chirurgicale, tantôt par des exercices violents, la fatigue ou l'impression du froid, la phlébite se manifeste encore sous l'influence d'un état morbide infectieux, primitif ou secondaire, telles, les phlébites de la tuberculose, des états cachectiques, de l'érysipèle, du rhumatisme blennorrhagique, telles les phlébites des maladies dites infectieuses, comme la fièvre typhoïde, l'influenza, la pneumonie, l'appendicite, la syphilis, le paludisme. On rencontre également cette affection dans le cours des maladies constitutionnelles comme la goutte, la chlorose, et le rhumatisme où elle se présente le plus souvent sous la forme de la périphlébite.

La phlébite procédant dans son évolution par étapes successives, présente par suite des phases aussi nombreuses que variées ; elle débute tantôt brusquement, tantôt d'une façon insidieuse, précédée par une période de subfébricité en rapport avec la date de l'infection, et frappant soit les vaisseaux superficiels, soit les vaisseaux profonds, elle se localise généralement sur les membres inférieurs.

Tout d'abord, c'est une douleur plus ou moins vive qui se fait sentir dans tout le membre, d'une façon plus marquée à la face interne de la cuisse, au creux poplité, et au mollet ; puis le membre est pesant, engourdi ; un œdème plus ou moins considérable, blanc, lisse et dur, apparaît avec quelques réseaux bleuâtres sur la peau.

Parfois enfin, des accidents pulmonaires se manifestent dès le début, précédant les signes apparents de la phlébite et faisant penser à de petites embolies pulmonaires. Mais leur bénignité habituelle permet de supposer qu'on se trouve en présence de la migration de microbes ou de toxines dont l'organisme finit par se débarrasser. Ils se caractérisent par des douleurs thoraciques très-vives, de la dyspnée avec ou sans crachats hémoptoïques, de la matité ou de la submatité avec râles.

Ordinairement l'embolie est plus tardive, et occupant des troncs veineux importants, elle est plus volumineuse, plus grave et souvent mortelle.

Dans les cas heureux, les diverses manifestations de la phlébite disparaissent vers la cinquième semaine ; mais son évolution ne se termine pas toujours d'une façon aussi favorable ; les nombreux accidents qui lui font cortège, lui survivent, et condamnent les malades à une infirmité prolongée, définitive quelquefois.

Avec les symptômes habituels qui caractérisent l'inflammation des veines ou leur oblitération, on observe l'existence de troubles moteurs, sensitifs et trophiques.

Du côté de la motilité, on constate pour le membre atteint l'impossibilité d'exécuter le moindre mouvement. Les malades ne peuvent étendre, ni fléchir les orteils, remuer la jambe ou la cuisse.

Comme troubles de la sensibilité, nous signalerons des fourmillements continuels, des crampes, des élancements très douloureux ; quelquefois toute la région atteinte demeurera insensible ; dans d'autres circonstances, la sensibilité sera plus vive et correspondra non point aux segments vasculaires plus ou moins envahis par la phlébite, mais bien à des territoires nerveux.

Parmi les troubles trophiques, nous indiquerons l'œdème ; il est excessivement fréquent et n'envahit pas seulement le tissu cellulaire sous-cutané, mais quelquefois encore les couches profondes du derme. Nous signalerons, en outre, la dilatation variqueuse, le purpura, et cette difformité décrite par le professeur Verneuil sous le nom de pied bot phlébitique.

Ce qui doit nous préoccuper maintenant, ce sont les conséquences graves qui survivent aux phlébites, et nous avons à examiner les moyens qu'il y a lieu de leur opposer.

Nombreuses sont les médications qui ont été tentées dans ces circonstances ; les énumérer constituerait un travail encombrant et dépourvu d'intérêt, puisque si l'on excepte le massage, le succès n'en couronne pour ainsi dire jamais l'application ; c'est alors qu'il convient d'avoir recours aux Eaux minérales.

Parmi les stations thermales qui se réclament de la guérison des suites de Phlébites, Bagnoles-de-l'Orne est indiqué de la façon la plus formelle, et marche au premier rang ; j'ajouterai même que nos Eaux minérales constituent un traitement vraiment spécial, pour ne pas dire spécifique, qu'on ne trouve dans aucune station de France ou de l'étranger.

Cette propriété pour ainsi dire merveilleuse des eaux de Bagnoles, admise par la Société d'hydrologie médicale de Paris dans sa séance de février 1898, n'est pas encore suffisamment connue ; bon nombre de nos confrères l'ignorent ou manifestent à son endroit un scepticisme bien explicable, en raison surtout de ce que nos prédécesseurs ont peu écrit sur cette question, et que les propriétaires de l'établissement thermal ont pensé, pendant trop longtemps, que la publicité n'était point nécessaire, les bons effets des eaux devant suffire à faire affluer les malades dans la station.

L'action des eaux de Bagnoles sur les suites des phlébites a été surtout mise en lumière, et pour la première fois, par un des médecins les plus distingués, les plus compétents dans les questions d'hydrologie, M. le Dr Rotureau.

Avant de se consacrer d'une façon toute spéciale, et avec le talent que chacun a pu apprécier, à l'étude des eaux minérales, M. Rotureau exerça la médecine pendant quelques années à Alençon, et vint souvent à Bagnoles. Les résultats de sa pratique lui démontrèrent (et nous tenons ce renseignement de notre confrère lui-même), que l'application extérieure des eaux de la source thermale donnait des résultats remarquables chez les femmes nouvellement accouchées, atteintes de phlébite.

Mis au courant des puissantes propriétés des eaux de Bagnoles par le Dr Rotureau, un de nos excellents maîtres, M. le Dr Léon Labbé n'a cessé depuis d'envoyer, dans notre station thermale, de nombreux malades et a toujours obtenu, ainsi qu'il l'a répété maintes fois, les résultats les plus étonnants.

Notre regretté confrère, le Dr Joubert, médecin-inspecteur des Eaux de Bagnoles depuis 1869, n'était pas moins affirmatif et s'exprimait ainsi en 1880 : « L'action physiologique des Eaux sur la circulation veineuse donne à cette station thermale une spécialisation thérapeutique que nous ne saurions trop recommander aux praticiens; tous les cas de phlébite que nous avons traité jusqu'à ce jour ont été guéris »; et il se faisait l'ardent propagateur de cette eau thermale.

En 1882, un élève de M. Léon Labbé, notre confrère Levassort de Mortagne, signalait à son tour dans sa thèse inaugurale intitulée : « *Le rhumatisme chronique en Normandie et Bagnoles-de-l'Orne* », un certain nombre de phlébites traumatiques guéries par les Eaux de Bagnoles.

Le Dʳ Joubert en 1890 confirma de nouveau, en ces termes, les résultats de son expérience : « Il est une maladie que nous traitons victorieusement à Bagnoles-de-l'Orne, sans nous rendre un compte exact du *modus faciendi*, c'est la phlébite…. Depuis vingt ans, nous avons traité un grand nombre de malades atteints de phlébite, et nous n'avons enregistré que des succès plus ou moins complets, selon la gravité ou l'ancienneté de la maladie ».

Nous avons nous-même indiqué en 1891, dans une étude sur les Eaux de Bagnoles dont nous avions pu apprécier les résultats depuis 1887, que les phlébites étaient tributaires de nos Eaux thermales qui présentaient dans ce cas les caractères d'une spécialisation thérapeutique.

En 1897, M. Vaquez déclarait que les Eaux tièdes de Bagnoles lui avaient semblé à diverses reprises amener une sédation marquée des accidents phlébitiques.

Plus récemment, M. Huchard écrivait dans le *Journal des praticiens* que les eaux de Bagnoles avaient une influence légèrement excitante sur la circulation, et une action favorable bien démontrée sur les maladies des veines ».

Enfin MM. Doléris et Pichevin s'exprimaient en 1896 sur le mode d'action des eaux de Bagnoles, de la façon suivante : « Les Eaux de Bagnoles ont des effets assez variés sur l'économie, l'indication la plus importante, et on pourrait dire spéciale aux Eaux de Bagnoles-de-l'Orne, c'est le traitement des phlébites de toutes sortes, et en particulier des phlébites puerpérales ».

Mais comment expliquer ces résultats si heureux qui démontrent, de la façon la plus précise, l'action énergique et puissante des Eaux de Bagnoles contre les suites des phlébites, et qui donnent à cette station thermale *un cachet de spécialisation* sur la circulation veineuse ? Les hypothèses certes n'ont point fait défaut ; mais elles n'ont plus facilement cours dans le domaine fécond de la science, et dans notre siècle de critique minutieuse.

Convient-il d'invoquer la minéralisation des Eaux de Bagnoles, le groupement de leurs éléments minéralisateurs avec les qualités résultant de leur nature, ou dans leurs réactions les uns sur les autres et sur les cellules même de l'organisme ? Leur thermalité doit-elle être mise en cause ? Faut-il faire intervenir les actions chimiques et électriques provoquées par les conferves au contact de la peau, ou bien encore l'existence de microcoques et de bacilles analogues à ceux trouvés récemment dans les sources de Vichy ? Y a-t-il lieu de faire appel à la théorie des actes réflexes, pour expliquer les phénomènes observés, les guérisons obtenues ?

Enfin la théorie si séduisante des *ions* nous donnera-t-elle la clef de leur action sur l'organisme, le pourquoi et le comment de résultats thérapeutiques si remarquables avec des Eaux si faiblement minéralisées.

Nous avouerons humblement que dans l'état actuel de nos connaissances, la réponse à ces diverses questions n'est pas facile, et qu'il est impossible de préciser d'une façon mathématique le mode d'action des Eaux de Bagnoles dans les suites des phlébites.

Nous pensons qu'il est plus pratique, et plus prudent de choisir pour guide les résultats thérapeutiques obtenus, et de s'en rapporter à une observation clinique faite d'une façon consciencieuse, que de s'aventurer dans le champ sans limites des hypothèses.

Cette étude serait incomplète, si nous ne faisions connaître les procédés par nous suivis dans la thérapeutique thermale des suites des phlébites ; aussi allons-nous aborder maintenant leur traitement.

Fixer la thérapeutique thermale des suites de phlébites par des règles précises est impossible. Elle est variable suivant les malades, la nature de leur affection ou de leur état constitutionnel, suivant surtout leur degré de réaction thermale surveillé au jour le jour, tout comme « s'il s'agissait de suivre au jour le jour un malade soumis à tout autre médication », ainsi que l'a conseillé le professeur Landouzy dans ses remarquables leçons faites à la faculté de médecine.

Notre thérapeutique consiste habituellement dans l'usage de l'eau de la source thermale en boisson, et en grands bains tempérés pris le matin à jeun.

La température de ces bains varie entre 32 et $36°$ centigrades, par suite des susceptibilités individuelles, et suivant les résultats thérapeutiques que l'on cherche à obtenir. Tel malade en effet aura froid dans un bain à $33°$, alors que tel autre malade aura chaud ; pour d'autres malades, des températures de 35 et $36°$ seront nécessaires afin qu'ils puissent se trouver à leur aise dans le bain, et éprouver cette sensation de bien-être qu'il apporte à tout l'organisme. Dans tous les cas, il sera prudent avant d'entrer dans le bain de se rendre compte de sa température à l'aide d'un thermomètre bien exact.

La durée des bains est très variable, et doit être calculée d'après les réactions individuelles.

Généralement les malades séjournent dans les bains pendant un temps variant de quarante minutes à une heure, et comme ces bains se refroidissent plus ou moins à l'air, souvent d'un degré, les malades voient disparaître, vers la fin du bain, l'impression de fraîcheur si agréable du début. On constate alors une pâleur de l'enveloppe cutanée, une décoloration et une diminution de volume des veines superficielles dues à la vaso-constriction du réseau capillaire qui, en vertu de la loi de Stockes, ne tarde pas à être suivie de vaso-dilatation.

Au sortir du bain, les malades seront doucement épongés avec des serviettes très chaudes ; ils feront appliquer autour de la région malade un crêpe Velpeau qui ne présente pas comme le bas élastique l'inconvénient de gêner la circulation, et prendront pour quitter leur cabine les précautions nécessaires afin d'éviter tout refroidissement.

Enfin les malades devront se reposer pendant une heure au moins, sur un lit ou sur une chaise longue pour obtenir la réaction indispensable après le bain.

Pour venir en aide à la cure balnéaire et à l'usage interne de l'eau minérale, on a eu recours à quelques moyens adjuvants, les douches, le massage et l'électrisation.

Les douches sont à notre humble avis contre-indiquées dans le traitement des suites de phlébites, elles constituent un massage aveugle, et font courir au malade les dangers de nouvelles poussées inflammatoires, et d'une embolie pulmonaire qui peut être due également à des poussées secondaires et tardives de phlébite latente.

Le massage, qui a pris depuis quelques années une importance si considérable dans notre arsenal thérapeutique, a été conseillé par quelques auteurs dans les phlébites, notamment par von Monsengeil, Anders Wirde, Edg. Hirtz, Vaquez, etc.; mais il ne doit être autorisé que vingt jours après la cessation de la fièvre, la disparition de la douleur, et encore faut-il y apporter beaucoup de circonspection, en présence surtout des phlébites goutteuses, de certaines phlébites rhuma- tismales et de quelques phlébites variqueuses qui sont suivant l'expression de M. Hirtz de véritables nids d'embolies.

Si l'eau minérale ne nous donne pas tous les béné- fices qu'on est en droit d'attendre de ses multiples effets, et si l'on se trouve notamment en présence d'une atrophie musculaire menaçant les fonctions du membre, de raideurs articulaires ou d'œdème persis- tant, on pourra avoir recours au massage, mais à la condition qu'il soit exécuté par des mains expérimen- tées, sous la surveillance du médecin, et mieux par le médecin lui-même, qui pratiquera d'abord des effleurements sur les tissus, puis le massage sur les masses musculaires en évitant les gros troncs vei- neux, et enfin la mobilisation des articulations.

L'électricité a été également utilisée dans les suites de phlébites. Son emploi est sans effet contre les phénomènes douloureux, elle les aggraverait plutôt, mais on en retirera quelques avantages contre l'atro- phie musculaire.

Rhumatisme veineux. — On observe fréquemment chez les arthritiques de véritables poussées rhumatis- males sur les veines. Elles ont été désignées sous le nom de *Rhumatisme veineux* par Edgard Hirtz.

Le plus souvent ces poussées rhumatismales sont légères et fugaces ; elles frappent les tuniques exter- nes des veines superficielles des membres inférieurs, de la paroi abdominale, des membres supérieurs, et déterminent de la périphlébite caractérisée par des douleurs généralement très vives, de l'impotence et un légèr œdème péri-malléolaire.

Quelquefois de gros troncs veineux superficiels ou profonds sont atteints plus gravement et il en résulte de la phlébite suivie de thrombose, avec douleur, impuissance du membre, et œdème.

M. Hirtz allant plus loin admet même que le rhumatisme veineux peut envahir les veines des organes, les veines rénales, et jusqu'aux sinus de la dure-mère.

Le rhumatisme veineux est assez souvent la première manifestation de la diathèse rhumatismale ; il peut même se développer successivement, pendant plusieurs années, sur un grand nombre de veines, créer une cardiopathie, et cela sans avoir déterminé de localisation articulaire.

Les poussées rhumatismales sur les veines sont très mobiles, guérissent rapidement, mais elles récidivent fréquemment et peuvent immobiliser les malades pendant plusieurs mois, quelquefois des années.

Les Eaux de Bagnoles dont la valeur curative n'est plus à établir dans les diverses variétés de phlébite, ne sont pas moins puissantes dans le traitement du rhumatisme veineux. Il suffira de faire usage de l'eau minérale en boisson, et de bains de 35° à 36°.

Varices et ulcères variqueux. — On désigne sous le nom de varices, la dilatation permanente des veines dont les parois ont été plus ou moins modifiées par l'inflammation.

Elles se divisent en varices superficielles, en varices profondes, et peuvent siéger sur toutes les veines, mais elles sont ordinairement limitées au territoire de la saphène interne (92 pour 100). Les varices des membres inférieurs sont de beaucoup les plus fréquentes ; elles débutent avant 30 ans, dans la proportion de 64 pour 100, et avant 20 ans, dans la proportion de 39 pour 100 ; on les rencontre chez les personnes dont la constitution est sous la dépendance de l'arthritisme, qui a pour principale conséquence une diminution dans la tonicité, dans la vitalité de l'étoffe veineuse.

Les conditions locales de la circulation sont pour les uns, la cause des varices ; pour les autres, l'état anatomique des vaisseaux, l'insuffisance des valvules due dans la plupart des cas à leur faiblesse congénitale présentent seuls de l'importance.

Les veines s'élargissent par suite de l'élévation de la pression, leurs parois s'épaississent d'une façon inégale, et leur élasticité disparaît. C'est alors que viennent à leur tour les flexuosités, les bosselures qui apportent les modifications les plus variées et les plus profondes, tant au point de vue de la forme que de la direction des veines.

Les varices se traduisent par des troubles fonctionnels nombreux.

Les malades accusent tout d'abord une sensation de lourdeur, d'engourdissement dans le mollet sous l'influence de la marche ou de la station debout, le soir un peu de gonflement du pied, parfois un léger œdème malléolaire ; puis les veines se dessinent sous la peau avec la forme de cordons bleuâtres, dilatés, sinueux et bosselés, et la peau mal irriguée prend une coloration rouge brun caractéristique.

Ensuite, les varices sont accompagnées de troubles fonctionnels et trophiques qui constituent la manifestation la plus évidente des troubles profonds de l'innervation. Ce sont des douleurs plus ou moins vives sur le trajet du nerf sciatique, de l'impotence musculaire, de l'eczéma chronique et l'ulcère variqueux.

Enfin, les varices sont plus exposées à l'inflammation sous l'influence de chocs, de contusions, et constituent une prédisposition à un genre de phlébite désigné sous le nom de phlébite variqueuse.

On ne peut songer à la guérison complète des varices; et si à cet égard la thérapeutique est impuissante, elle peut d'autre part s'opposer à leur développement, et amoindrir les inconvénients sans nombre dont elles sont le résultat.

Favoriser le cours du sang veineux, modifier le vice de nutrition qui a atteint les parois veineuses, et donner à ces dernières plus de tonicité, plus d'élasticité, telle est l'indication thérapeutique que nous trouvons dans l'heureuse action des Eaux de Bagnoles-de-l'Orne.

Certes loin de nous la pensée et la prétention de guérir la sclérose veineuse, mais pouvons-nous du moins affirmer hautement, que sous l'influence de l'action spéciale de nos Eaux thermales sur la circulation veineuse et sur la diathèse arthritique, tous nos variqueux ont obtenu une réelle amélioration, soit dans les engorgements veineux, soit dans les varices douloureuses, soit dans les ulcères.

Le traitement hydrominéral des varices consiste dans l'usage de l'Eau de la grande source en boisson à la dose de 4 à 6 verres par jour, et en bains journaliers de 33 à 35 centigrades, avec repos d'une heure au lit, ou sur une chaise-longue.

Enfin les malades auront soin de porter constamment pendant la marche ou la station debout un bas élastique peu serré ou bien une bande de flanelle, ou mieux encore une bande de crêpe Velpeau qui, par son élasticité, s'applique bien exactement tout en exerçant une douce pression.

Le régime alimentaire sera celui des arthritiques, c'est-à-dire qu'on ne fera pas usage de mets épicés, de champignons, de truffes, de gibier faisandé, de charcuterie, de crustacés, de fromages fermentés, etc.

En ce qui concerne l'exercice, il devra être très modéré ; on évitera toute marche un peu longue, toute excursion pénible, et surtout la station debout ou assise prolongée ; et s'il existe des ulcérations variqueuses le repos absolu au lit ou sur une chaise-longue sera indispensable. En voiture, en wagon, les jambes seront étendues autant que possible.

L'usage de la bicyclette et l'équitation pourra être conseillé, mais avec modération dans l'allure comme dans la durée. En ce qui concerne les armes nous croyons prudent de ne pas les autoriser, en raison de la station debout prolongée et des contractions musculaires énergiques qu'elles nécessitent.

Hémorrhoïdes. — On entend par hémorrhoïdes, l'état variqueux des veines ano-rectales pouvant donner naissance à des hémorrhagies.

Autrefois, on ignorait la nature des hémorrhoïdes; on admet généralement aujourd'hui qu'elles ne sont autre chose qu'une phlébite chronique. On les rencontre surtout chez les goutteux et les rhumatisants chroniques, vers l'âge moyen de la vie.

Les anciens médecins considéraient les hémorrhoïdes comme un accident salutaire. Sans nier leur utilité parfois, il y a lieu de les surveiller, quelquefois de les combattre avec la plus grande énergie.

Le traitement des hémorrhoïdes est le plus souvent palliatif; néanmoins, les Eaux minérales peuvent être utilement prescrites pour améliorer l'état local, et modifier le trouble général de la nutrition qui les a fait naître et se développer.

L'effet favorable de la cure hydro-minérale de Bagnoles contre l'état hémorrhoïdaire était connu dès le commencement du siècle dernier; il avait été signalé par un médecin de Bagnoles, le Dʳ Piette.

Le traitement consiste dans l'usage de l'Eau thermale en boisson, en bains tièdes prolongés; puis il convient de recourir aux irrigations rectales chaudes à 40° — 50° qui diminuent la douleur, facilitent les selles, et décongestionnent les veines atteintes, en tonifiant leurs parois.

Nous conseillons enfin aux hémorrhoïdaires de mener une vie sobre, régulière, active, de ne pas abuser de l'équitation, dont on devra varier l'allure, de la bicyclette, de la station assise trop prolongée sur des sièges mous et chauds, sur des ronds de cuir, et d'éviter surtout la constipation, les repas trop copieux qui contribuent à la congestion du foie.

Maladies de la peau

Eczéma subaigu et chronique. — Acné. — Lichen. — Scrofulides.

La plupart des maladies de la peau sont traitées avec succès par les Eaux de Bagnoles, et parmi les affections surtout justiciables de la station, nous citerons en première ligne l'*Eczéma*; viennent ensuite l'acné, le lichen, certaines scrofulides.

Dès le XVIIe siècle, l'efficacité des Eaux de Bagnoles avait été signalée dans les affections cutanées. On lit en effet, dans une brochure imprimée à Alençon, en 1740, que les habitants de la région qui, les premiers se baignèrent dans *la fontaine de Bagnoles* étaient attaqués « de gales affreuses » et qu'ils devinrent « sains et propres ».

Un médecin de Bagnoles qui exerça dans la station pendant 57 ans, à partir de 1768, le Docteur Piette

s'exprimait ainsi: « une de leurs grandes propriétés
est d'être un secours assuré contre les maladies de la
peau : elles divisent les humeurs psoriques, atténuent
leur acrimonie et les évacuent par la transpiration et
les autres voies excrétoires »,

Depuis lors, un médecin inspecteur de la station,
le Docteur Ledemé a publié de nombreuses observations d'eczémateux radicalement guéris, et nous ne
pouvons mieux faire que de citer ses propres paroles :
« Les cas qui guérissent le mieux à Bagnoles sont les
eczémas sub-aïgus, lorsque la période inflammatoire
est en décroissance ainsi que les principaux symptômes
d'acuité. J'en vois tous les ans guérir d'énormes et en
quantité considérable. Ce sont même les plus étendus
qui guérissent le mieux et le plus sûrement.

La proportion dans laquelle l'eczéma guérit aux
Eaux de Bagnoles est très grande ; si l'on prend seulement les cas sub-aïgus datant de six mois, on trouve
que la guérison s'obtient sur les trois quarts ; c'est du
moins ce qui résulte d'un relevé de près de cent observations que je possède. Je signale ce résultat avec
empressement aux praticiens de Paris et je le signale
avec la confiance la plus absolue, certain que je suis de
n'être pas démenti par l'expérience et par les faits. »

En 1865, le Dr Bignon de la Ferté-Macé, écrivait :
« Les dermatoses vésiculeuses et principalement les
formes humides et secrétantes forment avec les ulcères atoniques, la série des applications des Eaux de
Bagnoles. Je les ai vues triompher des eczémas les
plus invétérés et les plus opiniâtres, avec une éton-

nante facilité. Sous leur influence, les plaies sanieuses, indolentes, se détergent, deviennent plus vives et prennent une tendance marquée vers la cicatrisation ».

A son tour, le Dʳ Joubert signalait dans deux notices publiées, l'une en 1880, l'autre en 1890, des guérisons d'eczéma, d'acné, d'impétigo et de scrofulides ; nous-même avons eu fréquemment l'occasion de mettre à contribution les Eaux de Bagnoles avec succès dans le traitement de ces diverses dermatoses, alors surtout qu'elles évoluaient sur un terrain arthritique.

Ces résultats heureux paraissent dus à l'action locale de la barégine et des silicates alcalins que renferment les Eaux de Bagnoles, ainsi qu'à leur action anti-arthritique et diurétique.

Le traitement consiste généralement dans l'usage de l'eau minérale en boisson aux repas, à la dose journalière de quatre à six verres, puis en bains.

Les bains seront pris à une température qui ne dépassera pas 33 degrés ; une température plus élevée exposerait les malades à une *poussée* aiguë de l'affection qui ne ferait que la prolonger.

La durée des bains variera entre quarante minutes et une heure, quelquefois une heure et demie suivant l'état général et les caractères particuliers de la maladie.

Après le bain, il est généralement plus profitable, comme le conseillait le Dʳ Ledemé, que les malades ne se remettent pas au lit ; ils devront se contenter d'une petite promenade.

Le régime alimentaire joue un grand rôle dans la cure des affections cutanées ; et on ne saurait jamais se montrer trop sévère à cet égard. On devra exclure de l'alimentation le bouillon de viande ou bouillon gras, le poisson à moins qu'il ne soit cuit immédiatement après sa mort, la charcuterie, le gibier, la triperie, les fromages fermentés, l'oseille, les tomates, les fruits acides, le vin pur, l'alcool, les liqueurs, les boissons excitantes comme le café et le thé.

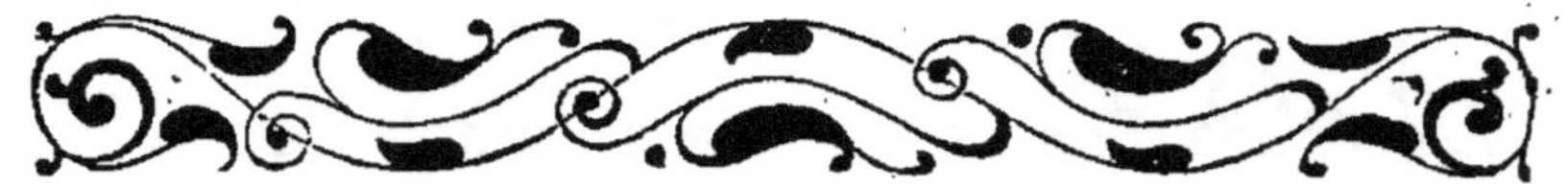

Maladies de l'arthritisme

Rhumatisme. — Goutte. — Gravelle. Névralgie sciatique.

Il est un groupe de maladies qui tout en étant justiciables d'autres stations thermales peuvent être améliorées, traitées même avec succès par les Eaux de Bagnoles. Parmi ces maladies, il convient de citer le *Rhumatisme*, la *Goutte*, la *Gravelle*, et la *Névralgie sciatique*.

Rhumatisme. — Le Rhumatisme n'envahit pas seulement les articulations, mais encore les divers tissus fibreux, les muscles, les veines, les nerfs et les organes eux-mêmes.

Aussi, nous est-il donné d'observer fréquemment à Bagnoles ses diverses manifestations, et parmi celles qui retirent de l'emploi de nos Eaux thermales le plus grand bénéfice, nous indiquerons :

1° *Le Rhumatisme veineux.*

2° *Le Rhumatisme articulaire (subaigu ou chronique).*

3° *Le Rhumatisme musculaire.*

4° *Le Rhumatisme chronique partiel.*

5° *Les Hydarthroses et les arthrites chroniques.*

6° *Le Rhumatisme chronique fibreux péri-articulaire*

7° *Le Rhumatisme chronique abarticulaire.*

8° *Le Rhumatisme secondaire.*

Les propriétés curatives des Eaux de Bagnoles dans le Rhumatisme et dans ses manifestations si variées étaient connues dès l'origine de la station.

Piette avait vu guérir entre autres, un capitaine de Corsaire qui vint à Bagnoles en 1808, le menton cloué sur une épaule, perclus de tous les membres, puis un officier de la garde devenu impotent à la suite de la retraite de Moscou, et enfin une dame du Perche courbée comme un cercle sans pouvoir remuer.

Le Professeur Pidoux s'exprimait ainsi : « On ne saurait proclamer trop haut, dans cette Normandie si belle et si vaste, mais un peu deshéritée du côté des ressources hydro-minérales l'efficacité anti-rhumatismale, et les bienfaits de Bagnoles-de-l'Orne ».

L'action sédative des Eaux ne suffit pas pour expliquer les résultats obtenus ; il faut encore y joindre leur action spéciale sur la nutrition, grâce à leurs propriétés toniques et reconstituantes, et leur action résolutive.

Le traitement du rhumatisme et de la plupart de

ses manifestations consistera dans l'usage de l'eau minérale en boisson aux repas et dans leur intervalle, en bains de 35° à 37° et en douches chaudes de 38° à 40° On sera obligé quelquefois de recourir aux bains de vapeur et au massage.

Après les bains ou les douches, il faudra du linge très chaud pour essuyer les malades, une couverture de laine pour les envelopper, et un lit bien chaud pour les reposer et amener la transpiration.

Goutte. — Les Eaux de Bagnoles sont indiquées également contre la goutte, non pour la guérir, mais pour en éloigner les attaques, faire disparaître la faiblesse générale, les troubles de nutrition qui en sont les conséquences, et amener la résolution de l'empâtement et de l'œdème péri-articulaire qui se prolongent si longtemps après la crise, surtout chez les goutteux atoniques.

Dans cette affection, ce qu'il importe de combattre, c'est la diathèse ainsi que les troubles si fréquents de la digestion et de l'assimilation, et c'est dans ce cas que les Eaux de Bagnoles donnent aussi de bons résultats.

Les goutteux sont nombreux chaque année dans notre station thermale, mais ils ne doivent y venir faire une cure qu'après les accès, ou dans la période la plus éloignée du retour probable de l'accès. Nous conseillons les bains de courte durée, et à une température modérée, après les bains des douches courtes, administrées à une température modérée et sans pression.

Les malades useront largement de l'Eau thermale en boisson, mais progressivement pour faire un lavage des reins et de la vessie, et débarrasser ces organes des urates et de l'acide urique.

L'exercice et le régime alimentaire jouent un rôle considérable chez les goutteux, surtout pendant la cure thermale. Ils devront équilibrer leurs recettes et leurs dépenses, éviter l'alcool, les tomates, l'oseille, les épinards, les mets épicés et faire usage surtout de viandes blanches, de légumes et de fruits.

Gravelle. — La Gravelle est traitée avec succès par l'emploi des Eaux de Bagnoles. Grâce à leur action diurétique et éliminatrice de l'acide urique, elles provoquent après quelques jours de traitement l'expulsion d'une plus ou moins grande quantité de sable et de graviers.

Dans la gravelle, le facteur principal de la cure est ordinairement l'eau en boisson administrée avec méthode pour préparer les reins à une suractivité fonctionnelle. A Bagnoles, nous utilisons aussi l'eau de la source Thermale, sous forme de bains tempérés de courte durée, qui viennent augmenter l'action diurétique.

Le régime alimentaire sera le même que celui du goutteux. Les malades devront s'abstenir surtout d'oseille, de tomates, etc.

Névralgie sciatique. — Parmi les névralgies rhumatismales, la *névralgie sciatique* se présente fréquemment aux Eaux de Bagnoles.

Le Dr Ledemé considérait les Eaux de Bagnole

« comme une véritable ancre de salut dans la sciatique », et déclarait qu'elles lui donnaient les meilleurs résultats, quand tous les autres moyens avaient échoué.

Nous ne pouvons que confirmer les déclarations de notre distingué prédécesseur, et nos observations personnelles ne nous laissent aucun doute sur leur efficacité dans cette affection.

Le traitement de la névralgie sciatique doit être dirigé avec prudence ; il se composera de bains tempérés et prolongés, suivis de douches très chaudes, et de repos dans un lit bien chauffé, pendant deux heures environ.

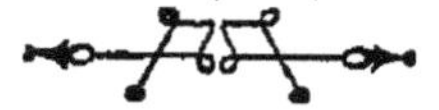

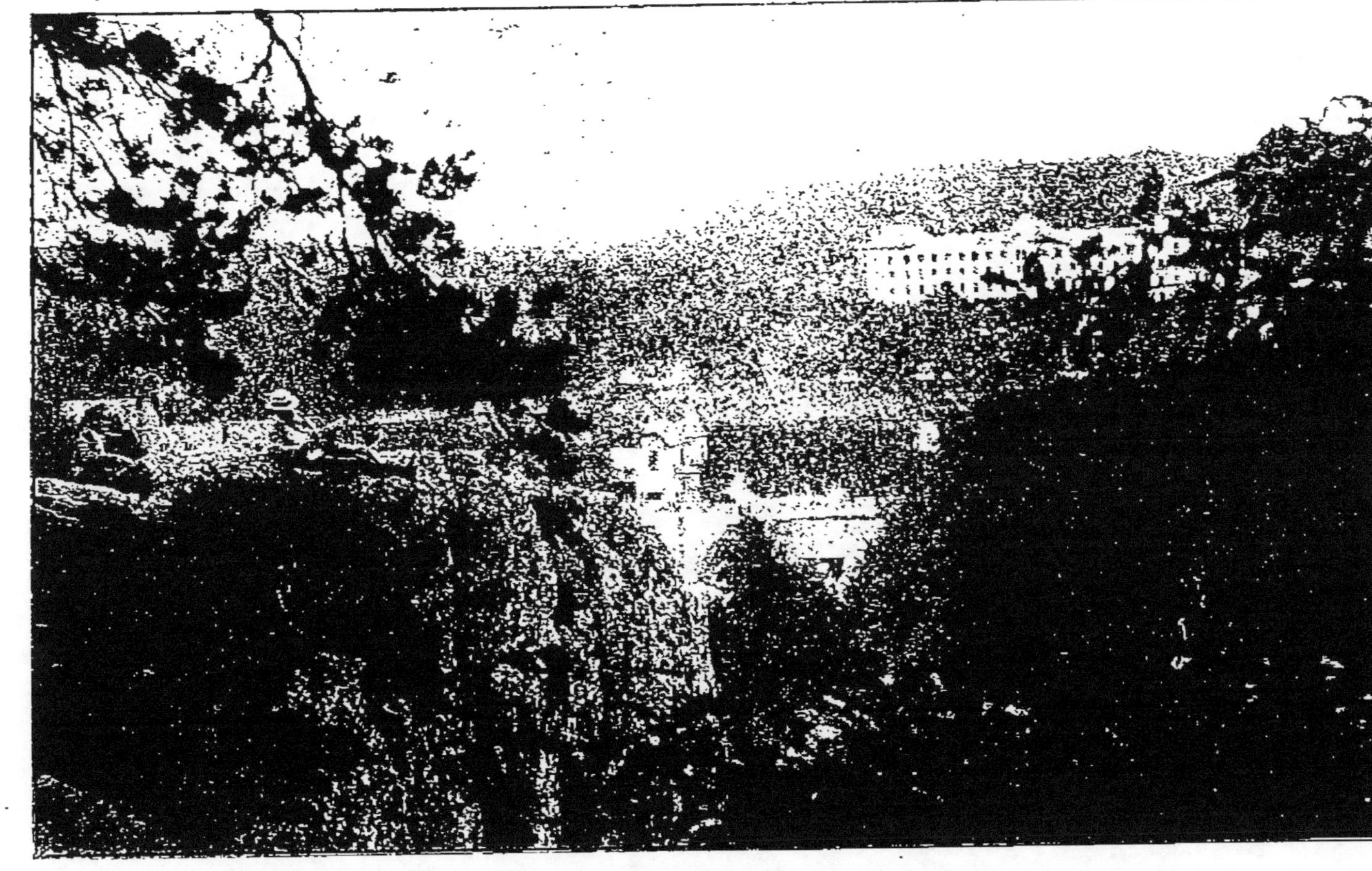

VUE DE BAGNOLES DU HAUT DU ROC AU CHIEN

Maladies des voies digestives

Dyspepsie gastro-intestinale. Pléthore abdominale.

La *dyspepsie* est un état symp'omatique que l'on
rencontre dans un grand nombre de maladies où elle
occupe une place suffisamment importante pour qu'on
soit disposé à la regarder comme une espèce patho-
logique.

Elle est caractérisée par la lenteur, l'irrégularité,
en un mot par la difficulté des digestions.

Tantôt la dyspepsie est le résultat du mauvais fonc-
tionnement de l'estomac, soit dans ses sécrétions par
suite de l'augmentation exagérée de l'acide chlorhy-
drique (*hyperchlorhydrie*), soit dans ses mouvements
par suite d'une viciation de l'innervation et de la mo-
tricité (*Dyspepsie nervo-motrice*), qui conduit à la
stase stomacale, aux fermentations anormales et à la

dilatation ; tantôt elle dépend d'un organe plus ou moins éloigné, ou bien elle est symptomatique d'une maladie générale, d'une diathèse.

Il ne faut pas perdre de vue le rôle prépondérant de l'intestin dans les phénomènes de la digestion, et ne pas oublier que si l'estomac la commence, c'est à lui qu'il incombe de la terminer.

Aussi l'atonie motrice stomacale est fréquemment accompagnée de l'atonie intestinale avec toutes ses conséquences : constipation, débâcles diarrhéiques, colite muco-membraneuse, diarrhée chronique.

Ces divers troubles digestifs se compliquent aussi parfois de la congestion du foié, de la stagnation de la bile, et d'une espèce de torpeur de la circulation abdominale qui constitue la *Pléthore abdominale*.

La plupart des stations hydrominérales revendiquent la guérison, ou tout au moins l'amélioration des diverses formes cliniques de la dyspepsie. Parmi ces stations, Bagnoles-de-l'Orne occupe une place importante, et c'est à un célèbre praticien du commencement de ce siècle, le docteur Lebreton, membre de l'académie de médecine, que l'on doit la première application de la source thermale à la cure des affections de l'estomac.

Pendant le cours de sa brillante carrière, le Dr Lebreton ne cessa d'envoyer à Bagnoles tous ses malades qui souffraient de digestions longues et laborieuses.

Depuis cette époque, les médecins qui ont exercé

dans notre station thermale, et à leur tête, M. le Dr Desnos, médecin des hôpitaux de Paris, ont constamment signalé la puissante action de nos eaux minérales dans le traitement des états dyspeptiques.

Sur un total de 120 dyspeptiques soignés à Bagnoles, le Docteur Ledemé a relevé 16 guérisons radicales et complètes, 44 améliorations très prononcées et durables, et dont un grand nombre pouvaient être regardées comme des guérisons, 38 améliorations de moindre importance, et 14 sans aucun soulagement.

De toutes les formes de dyspepsie observées par le Dr Ledemé, la plus commune était la forme *atonique* que Chomel appelait la dyspepsie *habituelle*.

Le Dr Bignon ancien médecin inspecteur de Bagnoles qui succèda au Dr Ledemé, a publié une intéressante étude ayant pour titre: *De la valeur thérapeutique spéciale des Eaux de Bagnoles-de-l'Orne dans certaines formes de dyspepsies.*

Notre distingué confrère s'exprime en ces termes ;

« Les Eaux de Bagnoles s'adressent tout d'abord aux formes atoniques et flatulentes des maladies dyspeptiques, puis aux formes nerveuses simples si diverses de la dyspepsie primitive ou secondaire et dans cette dernière classe, plus particulièrement aux phénomènes dyspeptiques qui se lient aux tuméfactions passives du foie, à l'empâtement et à l'obstruction des viscères abdominaux, à la pléthore veineuse, totale ou partielle de l'abdomen.

Il est impossible de comparer leur influence curative persistante à l'action immédiate et directement effective, mais toute passagère, des eaux de Condillac, de Saint-Galmier et de Soulzmatte, sur l'acte même de la digestion. C'est à une influence topique, essentiellement médicamenteuse et dynamique exercée sur l'ensemble de l'appareil digestif, que l'on doit rapporter les excellents effets qu'on en retire dans le traitement des maladies dyspeptiques. »

L'examen approfondi des travaux des confrères qui nous ont précédé à la station, et notre expérience personnelle nous ont amené à reconnaître également que la cure de Bagnoles donne des résultats excellents dans les maladies de l'estomac et de l'intestin, et surtout dans cette forme de dyspepsie nervo-motrice ou asthénique, que l'on rencontre d'ailleurs le plus ordinairement.

L'eau de Bagnoles en boisson exerce sur la circulation veineuse du tube digestif une action stimulante et régulatrice, et elle augmente la tonicité et la contractilité de sa tunique musculaire.

Elle sera administrée aux repas, et à dose peu élevée une demi-heure avant les repas.

On aura recours en même temps au massage, aux bains courts et tempérés, aux douches qui seront d'une grande utilité pour stimuler le système nerveux chez les atoniques et combattre l'état général des anémiques et des arthritiques.

Nous ne devons point méconnaître que si la médication minéro-thermale de Bagnoles rend les plus grands services dans les dyspepsies, le rôle dominant appartient ici comme partout au régime et à l'hygiène qui nous donneraient des succès plus nombreux encore, si on leur apportait toute l'attention qu'ils méritent.

Le régime alimentaire doit être strictement réglementé par le médecin traitant et non abandonné aux fantaisies des maîtres d'hôtels, et aux fâcheuses habitudes de la table d'hôte. On devra se rappeler que

« Tout fricot raffiné mène à la pharmacie ! »

et ne pas faire usage de corps gras, de pâtisseries, et de crudités ; le vin, les boissons alcooliques sont absolument défendus.

L'exercice est l'auxiliaire indispensable de la digestion, il se fera au grand air, d'une façon régulière, mais sans fatigue.

Enfin on évitera les émotions des salles de jeux, les soirées théâtrales qui empêchent de se coucher, de bonne heure, et les travaux intellectuels, « car l'homme qui pense le plus, est souvent celui qui digère le moins ».

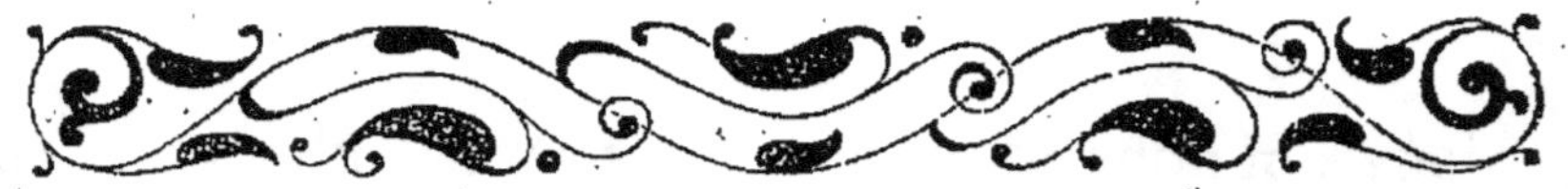

Maladies des femmes

Dysménorrhée. — Aménorrhée. Stérilité. — Métrites. — Ménopause.

Parmi les indications vraiment trop touffues que revendiquent avec un soin jaloux toutes les stations thermales françaises ou étrangères, les affections de l'appareil génital de la femme, n'ont cessé d'occuper un place importante.

Mais l'efficacité du traitement hydro-minéral ne s'est solidement établie que depuis une cinquantaine d'années, grâce aux travaux remarquables d'un grand nombre de médecins parmi lesquels il convient de citer Bernutz, Courty, Gallard, Martineau, Labadie-Lagrave, etc.

De nos jours, les progrès énormes de la science dus à la bactériologie, l'intervention chirurgicale dans le domaine de la gynécologie, ont détourné sensiblement de nos stations thermales l'attention du corps médical.

Cependant, dans ces dernières années, les eaux minérales ont été, à l'occasion de leur rôle dans les maladies des femmes, l'objet d'un important débat à la Société d'hydrologie de Paris.

MM. A. Robin, Caulet, de Ranse, Durand-Fardel, Suchard ont pris une part active à cette discussion qui était d'autant plus intéressante, qu'elle avait pour but de spécialiser les indications des Eaux thermales dans les affections chroniques de l'utérus et des annexes, de façon à pouvoir indiquer d'une manière précise aux médecins la station qui convenait à leurs malades.

Si l'accord a été complet au point de vue des avantages de la médication thermale dans la pathologie utérine, les difficultés sont apparues nombreuses, dès qu'il a fallu spécifier exactement les indications de chacune des diverses sources minérales. Aussi dès qu'il s'agira de choisir une station, on fera bien de suivre le conseil donné par Armand Siredey et de prendre sa décision d'après l'état des malades et les symptômes prédominants.

En ce qui nous concerne, nous avons eu maintes fois l'occasion de constater les effets bienfaisants des Eaux minéro-thermales de Bagnoles-de-l'Orne dans les maladies des femmes, et notamment dans certains troubles circulatoires et fonctionnels de l'appareil utéro-ovarien chez les arthritiques.

D'ailleurs Bagnoles-de-l'Orne possède à cet égard

une notoriété très ancienne ; mais les documents laissés sont bien peu nombreux.

Le Dr Piette conseillait les Eaux de Bagnoles, le plus souvent avec succès, « pour rétablir les règles supprimées, en renouer l'ordre périodique..., et pour les flueurs blanches. »

Plus tard, le Dr Ledemé remarquait « que la seule leucorrhée curable à Bagnoles » était celle qui était uniquement « le résultat de la faiblesse et du relâchement des tissus ».

Grâce aux observations que la pratique journalière dans cette station nous a permis de relever, nous pouvons confirmer les assertions de nos prédécesseurs.

L'action spéciale des Eaux de Bagnoles sur le système veineux, si remarquable dans les suites des phlébites, ne permet point, si je puis m'exprimer ainsi, de faire le *ravalement* des veines envahies par la sclérose, mais elle est réellement curative dans les troubles circulatoires dus à la faiblesse de l'étoffe veineuse, et qui ont pour conséquence une congestion exagérée de l'appareil génital.

Leur action générale sur la nutrition, sur le système nerveux vient apporter également à la cure un précieux concours, en accélérant les échanges, en stimulant et en remontant l'organisme.

L'état local et l'état général étant ainsi heureusement modifiés, il est facile d'en prévoir les conséquences et de comprendre l'intervention salutaire de la cure bagnolaise dans la *dysménorrhée*, *l'aménorrhée* et la *stérilité*.

Les troubles congestifs et les troubles nerveux des métrites chroniques, et de la ménopause retireront également bénéfice des Eaux de Bagnoles, ainsi que l'état général qui les fait naître et les entretient.

Les Bains tempérés plus ou moins prolongés jouent le principal rôle dans la médication que nous conseillons à nos malades.

Nous utilisons en outre, suivant les indications, les irrigations vaginales à eau thermale courante, sans pression, de façon à constituer non une injection, mais un véritable bain intra-pelvien ; et nous les faisons prendre dans le bain même.

Applications secondaires

MALADIES GÉNÉRALES

Chloro-anémie. — Convalescence et faiblesse générale. — Cachexie paludéenne.

Chloro-anémie. — Les sources ferro-manganésiennes de Bagnoles-de-l'Orne agissent d'une façon très active dans la chloro-anémie, et dans tous les troubles qui en sont souvent les conséquences. Leur emploi en boisson combiné avec les nombreux procédés balnéaires que l'on trouve à l'Etablissement thermal aménera toujours une amélioration notable et souvent la guérison.

Les anciens médecins de l'Etablissement ont eu fréquemment l'occasion de faire cette observation.

« J'ai recueilli depuis trois ans, écrivait M. Lebreton, près de deux cents observations de jeunes filles chlorotiques, de jeunes femmes avec cette prédominance lymphatique qui imprime à toute leur personne un cachet de souffrance et de tristesse qui leur rend l'existence si pénible. Toutes présentaient le même cortège de symptômes, décoloration du teint, langueur physique et morale, humeur capricieuse, paresse à marcher, maux de reins, leucorrhée, tiraillements d'estomac, diarrhée ou constipation.

Je l'affirme, toutes guérissent ou voient du moins cesser la plus grande partie de ces accidents ».

Le docteur Ledemé a vu « plusieurs chloroses rebelles à toutes les préparations ferrugineuses guérir rapidement et parfaitement » à Bagnoles.

L'Eau ferrugineuse en boisson aux repas, les bains de piscine, les douches, la vie en forêt, un régime tonique et réparateur seront les principaux facteurs de la cure.

Convalescence et faiblesse générale. — Cachexie paludéenne. Les Eaux de Bagnoles, grâce à leurs propriétés toniques, produisent ce *remontement général* si nécessaire aux malades atteints de faiblesse générale, soit par leur mauvaise constitution, les fatigues, le surmenage des grandes villes, soit par la convalescence des maladies ou leurs conséquences, soit par la cachexie paludéenne.

Les bains de piscine, les bains tièdes, l'eau minérale à l'intérieur, l'air balsamique du pays produisent des guérisons inattendues.

Maladies nerveuses

Chorée. — Neurasthénie. — Paralysies périphériques.

Chorée. — La chorée ou danse de Saint-Guy résiste très rarement à l'action des Eaux de Bagnoles, surtout lorsqu'elle est sous la dépendance de l'arthritisme. Le Dr Ledemé est encore plus affirmatif ; il déclare qu'elle guérit constamment.

Les douches à la température de la grande source, et les bains de piscine sont les meilleurs moyens à utiliser.

Neurasthénie. — La neurasthénie, avec ses manifestations si variées, est le plus souvent rebelle à toute thérapeutique médicale ; elle est toujours améliorée par le séjour de Bagnoles, et le traitement minéro-thermal.

Les neurasthéniques voient leurs forces reparaître,

ils digèrent plus facilement, et l'existence se présente pour eux sous un jour plus favorable.

Pour combattre cette maladie, nous avons recours aux bains de piscine, aux douches tempérées, et au massage.

Paralysies périphériques. — Les paralysies sont souvent améliorées par les Eaux de Bagnoles, lorsqu'elles ne se rattachent à aucune lésion des centres nerveux, et qu'elles sont occasionnées par un traumatisme ou par une maladie infectieuse ; mais lorsque les paralysies sont la conséquence de l'hémorrhagie ou du ramollissement du cerveau, le traitement thermal sera inutile, et même nuisible.

Les bains tempérés et les douches formeront la base du traitement des paralysies périphériques.

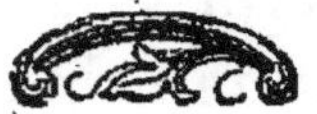

Les Maladies de l'Enfance

Les Eaux minérales jouent également un grand rôle dans la médecine infantile, et elles constituent par les importantes modifications qu'elles apportent aux diverses diathèses de précieux agents thérapeutiques.

Le nombre des familles se rendant à Bagnoles pour leurs enfants va chaque année en augmentant, et il ne faut point être surpris de ce courant d'enthousiasme pour notre station balnéaire, car elle le mérite à tous égards.

Bagnoles, en effet, avec ses Eaux toni-sédatives, reconstituantes, son parc admirable de 40 hectares, planté d'arbres aux essences résineuses et balsamiques, son air pur et si vivifiant, rend les plus grands services aux enfants débiles, anémiés par le séjour des grandes villes, aux enfants à nutrition languissante, de souche arthritique, atteints d'engorgements ganglionnaires ou convalescents de maladies graves.

Les enfants ont en outre l'avantage, dans notre station, de pouvoir se livrer à leurs jeux en plein air d'une exceptionnelle salubrité, aux exercices si hygiéniques de la natation ou à des immersions répétées d'une façon méthodique dans la grande piscine de l'établissement thermal. Ils pourront faire usage des douches, des frictions cutanées, et du massage.

Enfin le séjour à Bagnoles sera profitable aux enfants lymphatiques ou scrofuleux qui ne peuvent bénéficier de la cure maritime, par suite d'affections nerveuses ou rhumatismales, de dermatoses ou de maladies des voies respiratoires.

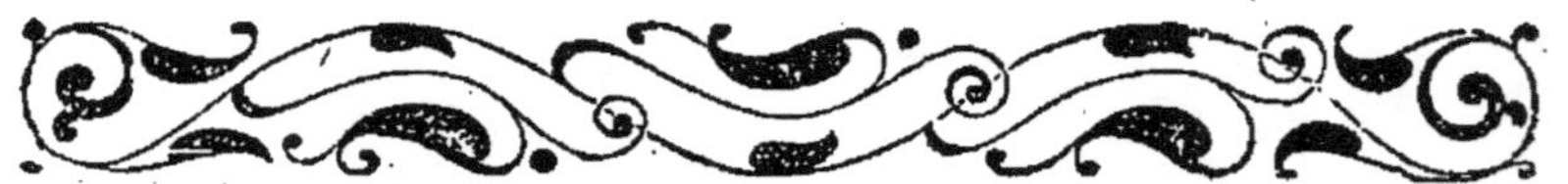

Affections chirurgicales

Certains états morbides faisant partie du domaine de la chirurgie sont heureusement modifiés par le traitement thermo-minéral de Bagnoles.

Parmi ces états morbides, nous citerons : les *engorgements* que laissent après elles les fractures et les luxations, les *raideurs articulaires* consécutives aux entorses négligées, les *ankyloses incomplètes* et les *atonies musculaires* produites par une trop longue immobilisation dans les appareils.

Dans le traitement de ces affections, les bains seront peu utilisés, l'eau en boisson pas davantage ; on fera appel le plus souvent aux douches tièdes, au massage, quelquefois à l'électricité.

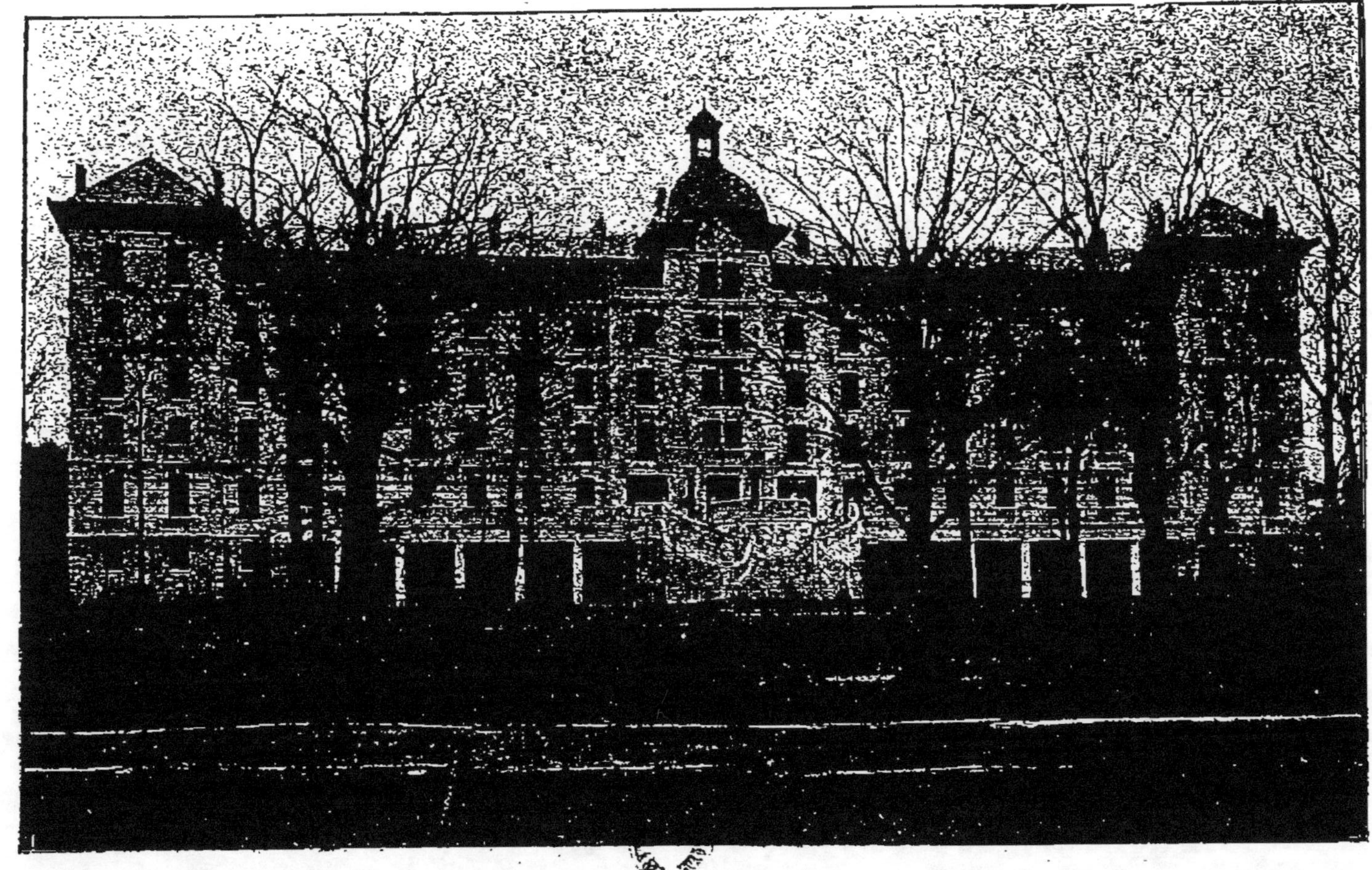

Cliché Chauvin

GRAND HOTEL

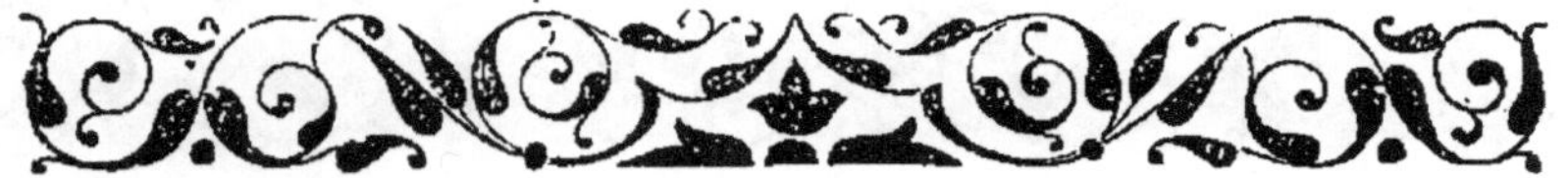

Contre-indications
de la Cure de Bagnoles

On ne traite pas à Bagnoles :

Les ETATS AIGUS ET FÉBRILES des maladies chroniques justiciables de notre station thermale.

Les MALADIES avec tendance aux HÉMORRHAGIES dans les affections de l'estomac, du rein, de l'utérus.

Les MALADES avec dispositions aux CONGESTIONS ou avec lésions des CENTRES NERVEUX.

Les LÉSIONS ORGANIQUES, les CACHEXIES, les DÉGÉNÉRESCENCES VEINEUSES arrivées à une période trop avancée de leur évolution.

Bagnoles chez soi

Puisée à la *Source*, et mise en bouteille avec toutes les précautions nécessaires, l'eau de Bagnoles peut être transportée sans perdre ses propriétés, et se conserver très longtemps sans s'altérer.

Elle a d'ailleurs fait ses preuves ; et c'est avec la plus entière confiance que nous recommandons son usage à domicile, comme eau de table, à tous les malades justiciables de la cure Bagnolaise, notamment aux dyspeptiques et aux arthritiques.

L'étiquette appliquée sur les bouteilles d'eau de la *Grande Source* par les soins de la direction de l'Etablissement thermal, présente en regard de l'analyse, les indications suivantes :

GRANDE SOURCE

Silicatée. — *Sulfatée.* — *Chlorurée.* — *Sodique.* —
Phosphorique.

Azotée.

Tonique. — *Vaso-Motrice.* — *Sédative.*

Cette eau manifeste une activité spéciale dans :
Les phlébites et leurs suites circulatoires et douloureuses, particulièrement les phlébites de la goutte
et du rhumatisme ; les varices douloureuses et les
hémorrhoïdes.

Les maladies utérines (aménorrhées, dysménor-
rhées, métrites, etc.), des arthritiques, des chlorotiques. — Les dyspepsies atoniques et nerveuses. —
Les dermatoses subaiguës du terrain arthritique.

Cures normales du rhumatisme, de la goutte, de la
gravelle, des névroses excitables.

Doit être l'eau de table des person-
nes atteintes des maladies pour lesquelles on vient à
Bagnoles.

Eau d'une conservation parfaite.

On remarque, en outre, sur l'étiquette, la repro-
duction d'un très beau tableau de Dutriac, représentant une nymphe à côté d'un cheval qui boit à la
source, allusion à la fameuse légende, d'où nous est
venue la devise : « *Bagnolenses invenit fontes.* »

Hygiène thermale

Précautions à prendre avant, pendant, et après le traitement.

A Bagnoles-de-l'Orne, comme dans toutes les stations thermales, les règles de l'hygiène sont malgré toute leur importance, généralement peu connues, encore moins observées par les baigneurs.

Aussi, en raison de l'alliance indissoluble de l'hygiène et de la médication minéro-thermale, les malades qui fréquentent nos thermes ont un absolu besoin de conseils pour les guider.

Autrefois, lorsqu'un malade se proposait de faire une saison dans une station thermale, il s'y préparait longuement et avec un soin tout particulier ; notre vieil arsenal thérapeutique était largement mis à contribution ; les dépuratifs, les purgatifs, voire même la saignée, jouissaient d'une grande vogue.

Aujourd'hui, il n'en est plus de même, ces pratiques sont abandonnées, passées de mode.

Ce qu'il importe désormais aux baigneurs de connaître, c'est l'époque la plus favorable pour bénéficier de l'usage des Eaux, la durée de la cure et le régime qu'ils devront suivre.

A Bagnoles, la saison officielle commence le 1er juin pour finir le 30 septembre ; mais c'est surtout pendant les mois de juillet et d'août que l'on constate la plus grande affluence de baigneurs. Aussi les malades auraient-ils souvent avantage à faire leur cure en juin ou en septembre ; ils éviteraient de cette façon les multiples ennuis de l'encombrement des hôtels ; ils pourraient suivre avec plus de profit le traitement prescrit, avoir à leur disposition un personnel moins surmené, et pouvant disposer de tout le temps nécessaire.

Dans tous les cas, les malades ne doivent pas venir à Bagnoles immédiatement après une crise aiguë ; il leur faudra attendre quelque temps, six semaines au moins après les dernières manifestations fébriles pour toutes les phlébites. Les femmes s'abstiendront de faire le voyage pendant la période menstruelle, ou immédiatement après.

Nous conseillons de ne pas commencer le traitement aussitôt l'arrivée ; un ou deux jours consacrés au repos, à l'installation, nous paraissent nécessaires pour les baigneurs qui vont se trouver en présence d'un complet changement d'existence.

Il faut « donner à l'organisme le temps de s'habituer aux nouvelles conditions où il se trouve », et suivre l'avis d'Alibert : « Quand vous arrivez aux eaux minérales, faites comme si vous entriez dans le temple d'Esculape et laissez à la porte les passions qui agitent votre esprit ».

La tradition a fixé dans la plupart de nos stations thermales la durée de la cure à 21 jours, mais cette limite n'a rien d'obligatoire, et ne repose sur aucun fondement sérieux ; elle est la plupart du temps insuffisante.

La durée d'une cure varie suivant les malades, la nature, et le mode d'administration des Eaux minérales, d'après les effets physiologiques et thérapeutiques produits dans le cours de la cure ; dans tous les cas il faut de la persévérance pour obtenir des effets capables de changer la constitution. Aussi pour déterminer cette durée, il est de l'intérêt des malades de s'en rapporter à une direction médicale, aussi indispensable dans la clinique thermale que dans la thérapeutique ordinaire, pour le rétablissement de leur santé.

Ordinairement à Bagnoles il faut compter sur une moyenne de 25 jours de traitement, pour obtenir un bon résultat ; et lorsque la nécessité d'une seconde cure est reconnue, un repos d'au moins six semaines à deux mois doit être imposé au malade.

Cette nouvelle cure devra être aussi bien surveillée que la première, car des modifications peuvent se produire à chaque instant dans l'organisme, et fournir de nouvelles indications ; aussi les malades qui élèvent la prétention de savoir se soigner, et qui se soignent à leur guise ne pourront que le regretter.

Le régime comprend l'alimentation, l'exercice, les distractions et les conditions atmosphériques.

L'alimentation devra toujours être l'objet des

préoccupations des malades en raison de la place importante qu'elle occupe dans une cure thermale, notamment dans les affections du tube digestif, de la peau et dans les autres maladies dépendant de l'arthritisme. En règle générale on ne fera pas usage des salaisons, des mets épicés, des sauces savantes, des aliments lourds, des boissons alcooliques, et on se mettra en garde contre les repas copieux des tables d'hôte.

L'Eau minérale se boit dans l'intervalle et pendant les repas, mélangée au vin ou au cidre. La dose journalière d'eau absorbée qui n'est point indifférente, comme on le croit trop souvent, ne devra pas dépasser cinq ou six verres.

L'exercice en plein air, en rapport avec les forces, les promenades à pied en forêt et dans le parc de l'établissement, les excursions, les distractions sont des facteurs importants du traitement.

Enfin les baigneurs feront bien de se prémunir contre l'air frais du matin et du soir en apportant des vêtements chauds. Les rhumatisants notamment agiront prudemment en se servant de vêtements de laine.

La cure une fois terminée, pour en retirer les avantages, le repos sera obligatoire. On pourra, sauf avis du médecin, tout au plus se rendre au bord de la mer, mais seulement pour y respirer l'air salin, et non pour y prendre des bains qui pourraient occasionner les plus grandes perturbations.

L'hygiène publique à Bagnoles

Parmi les préoccupations des municipalités, la protection de la santé publique doit occuper la première place ; elle s'impose surtout de la façon la plus impérieuse dans les stations thermales où les malades sont en droit d'exiger l'application de toutes les mesures sanitaires.

L'hygiène d'une localité comporte certaines conditions indispensables : un air pur, des eaux salubres, l'éloignement rapide de tous les détritus, l'assainissement des habitations.

Or, un grand nombre de stations thermales ne réunissent pas tous ces avantages, et nous sommes obligé de reconnaître qu'à cet égard, Bagnoles a quelques efforts à faire.

Les épidémies sont inconnues dans notre station thermale ; la salubrité exceptionnelle qu'elle possède est due à l'air ozonisé qu'on y respire, aux éma-

nations balsamiques de la forê·, à l'absence d'agglo-
mération des habitations, aux pluies abondantes qui
font le lavage de ses rues, et à la température rigou-
reuse de l'hiver qui assainit son sol.

Aussi ne faut-il pas s'étonner outre mesure de l'in-
souciance qui s'est manifestée jusqu'à ce jour au
point de vue de l'hygiène publique à Bagnoles.

Mais en présence du développement de la station,
de l'augmentation considérable de la population
pend.nt la saison thermale, il faut songer à l'avenir
et assurer la sécurité des habitants du pays et des
étrangers qui le fréquentent.

C'est cette pensée qui a guidé les habitants de
Bagnoles, lorsqu'ils ont fondé le syndicat d'initiative
des intérêts de la station ; c'est cette pensée également qui a inspiré M. le Préfet de l'Orne lorsqu'il
a confié à notre excellent confrère et ami le Dr Hommey de Séez, la délicate mission d'étudier l'état
hygiénique de Bagnoles, et de formuler les améliorations nécessaires.

Malheureusement les conclusions du remarquable
rapport du Dr Hommey n'ont pas reçu leur application, et les quelques mesures sanitaires prises depuis
cette époque sont absolument insuffisantes. La salubrité
de Bagnoles, l'assainissement de son sous-sol ne
peuvent être assurés que par la construction d'égouts
emportant au loin dans des champs d'épandage les
eaux ménagères et les déchets humains.

Un plan général des égouts de Bagnoles vient
d'être établi par le service des Ponts-et-chaussées ;

pour le réaliser des sacrifices pécuniaires considérables sont nécessaires, et les trois communes dont dépend Bagnoles ne veulent ou ne peuvent les consentir.

Le syndicat de Bagnoles a alors pensé à l'autonomie communale, mais en présence des difficultés innombrables que ce projet pouvait rencontrer, il a cru plus pratique de demander pour atteindre son but, l'annexion du Bagnoles fertois à Tessé-la-Madeleine, et les motifs qu'il a fait valoir sont actuellement soumis à l'examen des pouvoirs publics.

Quel sera le résultat de cette annexion, nous l'ignorons et l'avenir seul nous le dira. Ce que nous pouvons seulement affirmer, c'est que les sacrifices consentis pour la salubrité du pays seront largement compensés par l'accroissement de la prospérité de notre station thermale où les étrangers viendront plus confiants, et de plus en plus nombreux.

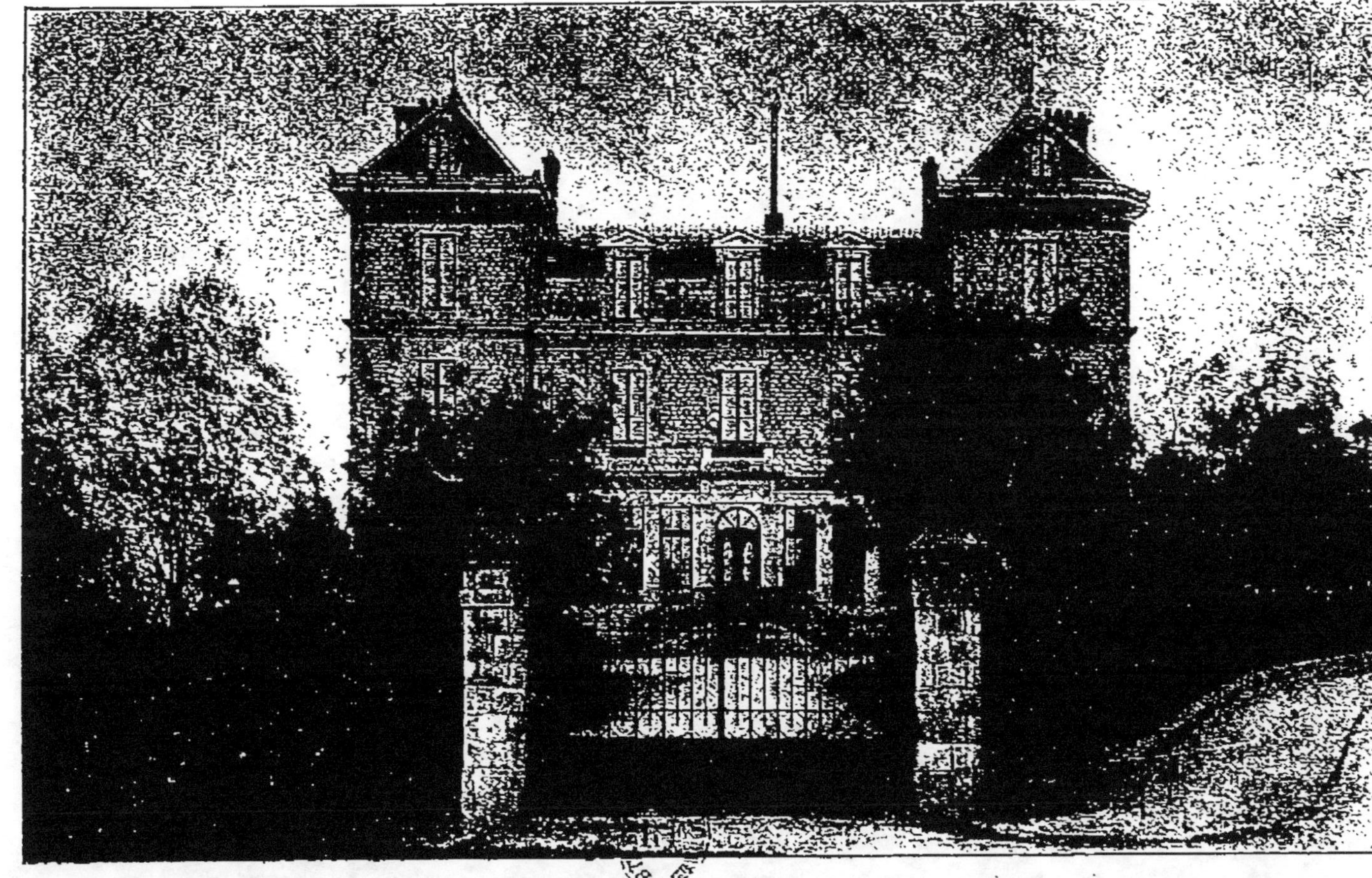
Cliché Chauvin
LE CRÉDIT FONCIER

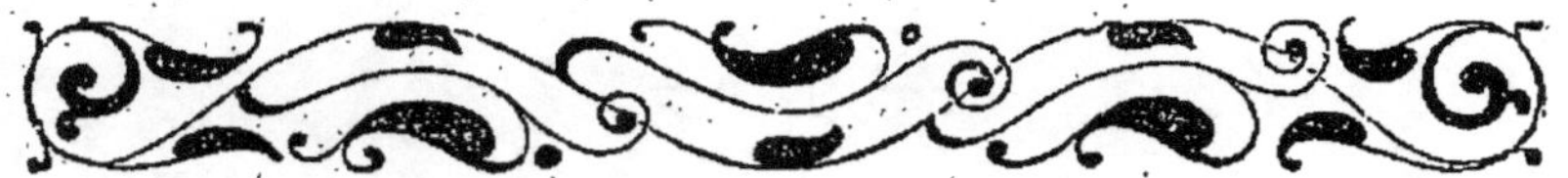

Les distractions

Bagnoles-de-l'Orne possède un Casino appartenant à la Compagnie des Eaux thermales ; il a été construit en 1887 sur les plans de M. Blondel, architecte à Paris.

C'est une élégante construction située au milieu de vastes jardins aux allées escarpées, avec une splendide terrasse couverte et un accès direct dans le magnifique parc de l'Etablissement thermal.

Le Casino comprend au rez-de-chaussée un vestibule spacieux, à droite les salles de jeux et de lecture, à gauche le café restaurant, au fond une salle de spectacle avec toutes ses dépendances.

Comme le Casino est d'un accès difficile pour un certain nombre de baigneurs, un omnibus fait un service régulier et gratuit, leur assure ainsi les plus grandes facilités pour venir assister aux Concerts et Représentations et pour rentrer chez eux à l'issue du spectacle.

Pendant la saison, tous les jours, le matin à l'Etablissement, et l'après-midi au Casino, on a le plaisir d'entendre d'excellents concerts symphoniques.

La direction du Casino organise en outre des fêtes enfantines, des soirées dansantes, des représentations théâtrales, des fêtes de nuit avec projections lumineuses qui attirent et retiennent les étrangers.

Le programme des fêtes annuelles comprend encore deux journées de courses de chevaux très suivies. Elles ont lieu vers la mi-août et amènent au coquet hippodrome situé près de la gare et du grand hôtel une foule de sportsmen.

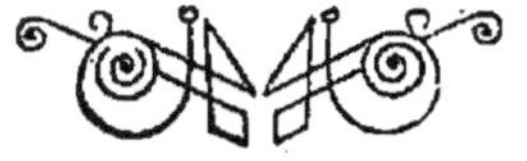

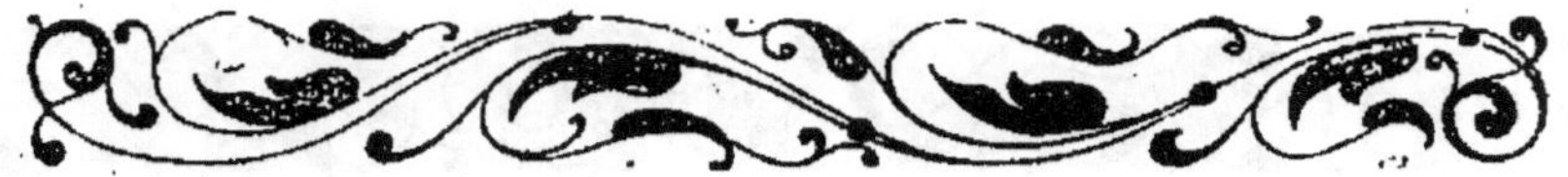

Promenades et excursions

Bagnoles-de-l'Orne n'est pas seulement intéressant par ses eaux bienfaisantes, ses sites pittoresques, mais aussi par ses environs qui procurent aux touristes et aux baigneurs des promenades délicieuses, des excursions aussi ravissantes que variées.

C'est à leur description que nous allons consacrer les pages qui vont suivre ; nous y ajouterons, pour satisfaire la curiosité de chacun, les souvenirs historiques et les traditions populaires.

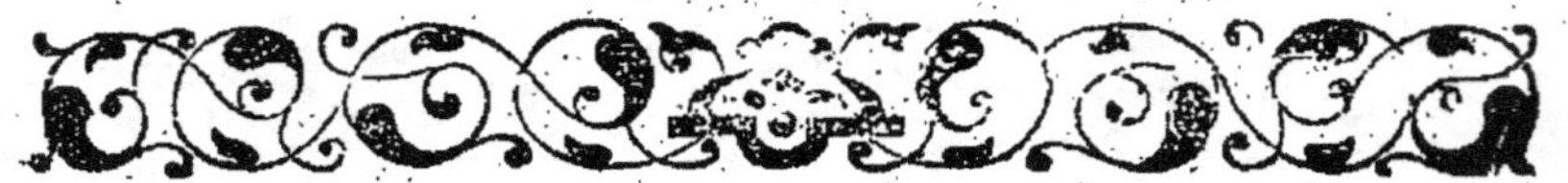

La Chapelle
de l'Établissement thermal

Située au pied du roc du Capucin, derrière la galerie centrale de l'Etablissement thermal qui la dérobe pour ainsi dire aux regards, la Chapelle de Bagnoles fut fondée sous le vocable dé Saint-René le 29 juillet 1695 par Pierre Hélie et François de Laloë de la ville de Falaise, puis décrétée le 15 septembre 1695.

Voici les documents qui ont trait à cette chapelle :

FONDATION D'UNE CHAPELLE A BAIGNOLLES

A tous ceux qui ces présentes lettres verront le garde des sceaux de la vicomté de Falaise, salut, scavoir faisons que par devant François Challemel, notaire et garde notes pour le siège de la Ferté-Macé furent présents Pierre Hélie, conseiller secrétaire du Roi et François-René de la Loë, médecin, proprié aires des bains de Baignolles, lesquels ayant faict bastir une chapelle proche de ladicte fontaine de Baignolles suivant le pouvoir à eux donné par Mgr l'Evesque du Mans à la charge de donner pour la fondation de ladicte chapelle la somme de cinquante livres tournois de rente, lesquels acceptent lesdites conditions.

DÉCRET DE LADITE CHAPELLE.

Louis de la Vergne-Montenard de Tressan, évêque du Mans, vu la requête à lui présentée par Pierre Hélié, conseiller du Roi, et François de la Loë, médecin, exp sant qu'ayant plu à Sa Majesté aliéner en leur faveur ses bains et fontaines de Baignolles, situés en la paroisse de Couterne en notre diocèse, et dont les eaux sont très salutaires pour le recouvrement de la santé des malades, à la charge néanmoins de faire bastir des bains séparés, un pour les hommes et un autre pour les femmes et un troisiesme pour les pauvres et d'y faire construire aussy des maisons pour y retirer des malades suivant le contrat de ladicte aliénation, ils y auraient satisfaict, mais que leur situation estant très éloignée des églises, notamment de celle de ladicte paroisse de Couterne, la plupart des malades et ceux de leur suite estaient souvent privés d'entendre la sainte messe, principalement les festes et dimanches et que pour donner cette consolation aux dicts malades et leur faciliter le moyen de satisfaire leurs devoirs, ils auraient formé le dessein sous notre bon plaisir de faire construire une chapelle et concluent à ce qu'il nous plaise leur permettre de la faire bastir près la fontaine de Baignolles, puis l'ériger en bénéfice, nous pour la plus grande gloire de Dieu avons érigé et érigeons ladicte chapelle de Baignoľes; à laquelle une rente de cinquante livres servira de dotation et nous accordons le patronage de ladite chapeľle auxdits sieurs Hélie et de la Loë et à leurs descendants et permettons aux chapelains de dire la messe les dimanches et fê̄es pour la commodité de ceux qui viennent prendre les eaux, hors le temps de la grande messe de paroisse...

Louis, évêque du Mans.

(Archives de la Sarthe. Insinuations ecclésiastiques,
G. 2/36. page 385).

De dimensions modestes et absolument insuffisantes, la Chapelle de Bagnoles ne présente rien d'intéressant au point de vue du style ou de l'architecture.

A l'intérieur, au-dessus de l'autel, on remarque un des plus beaux tableaux de Garro-Fallo, donné par le marquis de Somma-Riva comme un témoignage de sa reconnaissance pour la guérison d'une maladie de peau reconnue jusqu'alors incurable.

Pendant la saison thermale un chapelain ainsi que de nombreux ecclésiastiques qui viennent faire une cure, célèbrent la messe dans cette chapelle à laquelle on accède par un escalier rustique à l'entrée de l'avenue du Dante et au voisinage du pavillon des Thermes.

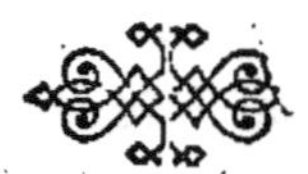

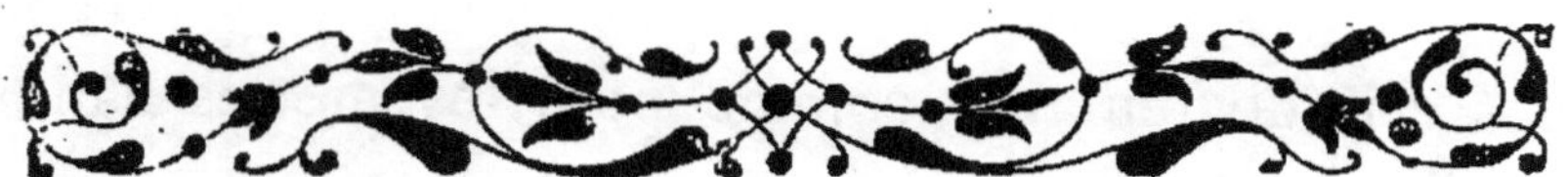

Le Parc
de l'Établissement Thermal

D'une étendue d'environ quarante hectares, le parc de l'établissement thermal de Bagnoles est de ceux qu'il faut du temps pour connaître. Si un tour de promenade en donne une idée et permet un commencement d'appréciation toujours flatteuse, il faut de nombreuses promenades pour le visiter en entier, pour explorer ses coins pittoresques, pour jouir de tous les merveilleux points de vue qu'il renferme.

Admirablement planté de fort beaux arbres où dominent des essences résineuses, artistiquement sillonné d'allées, les unes droites, les autres se déroulant en courbes gracieuses, il offre un cadre à nul autre pareil pour les joyeuses parties qu'égaient

7

les cris des enfants, comme pour les molles flâneries de l'indolent *farniente*.

Sous ces verdoyants ombrages, les enfants à l'abri des ardeurs du brûlant soleil d'été peuvent s'ébattre à leur aise et folâtrer à plaisir, ce pendant que se dégagent sous l'effet des chaudes effluves du jour les principes bienfaisants des émanations résineuses.

On accède dans le parc du côté de l'Etablissement thermal, de la route de Couterne, du côté de la place Centrale et du Crédit Foncier. Pour le visiter, on a le choix entre deux routes ; une petite allée que l'on trouve à main droite dans l'avenue du Dante, près du Pavillon des Thermes, ou bien l'escalier rustique situé au milieu de cette même avenue.

Quand on s'engage dans la petite allée, en laissant sur sa droite celle qui conduit à la Chapelle, on longe d'imposants groupes de rochers, puis après une montée rapide, bordée de rhododendrons sauvages qui au début de la saison jonchent le sol de leurs pétales, flocons de neige ou gouttes de sang, on arrive près du sommet des deux aiguilles, connues sous le nom de *saut du capucin*, et l'on voit de près l'espace que suivant une légende franchit d'un bond un vieux capucin perclus.

Reprenons notre allée ; à gauche alors commencent d'admirables points de vue.

D'abord le PANORAMA DE L'ÉTABLISSEMENT THERMAL du haut d'un rocher à pic où des troncs d'arbres fort artistiquement jetés servent de parapet.

C'est ensuite le ROC AU CHIEN, cet énorme bloc

surmontant la gorge de Bagnoles, semblant en garder, en commander, et en défendre l'entrée ; c'est le *cave canem* des Romains. Voici quelle en serait la toute simple origine.

Si le soir, dans certaines conditions de demi lumière, on se place presque en face et au pied du roc, on reconnaît que la partie supérieure dans toute sa largeur donne la silhouette assez exacte d'une tête énorme de chien, posée naturellement, dans le sens horizontal et tournée vers le midi.

Suivant d'autres, le chien ne serait autre que Louis le onzième, car en plein jour, de l'allée du Dante, à peu près en face, on découpe tout en haut et vers le milieu de ce qui ferait la tête du molosse une sorte de médaillon rappelant l'effigie du « bon compère » de Tristan l'Ermite.

On peut vérifier et reconnaître les deux images par à peu près ; quant aux légendes, c'est plus difficile, en voici pourtant le résumé d'une, recueillie en un très ancien ouvrage relatif au *coutumier* de Normandie.

Jadis, la gorge de Bagnoles servait d'antre à un animal de taille monstrueuse ayant le corps du bœuf, les griffes du tigre, la tête du chien avec des yeux de crapaud, et une langue fourchue comme celle des serpents. Cette bête apocalyptique ne sortait que la nuit, et chacune de ses sorties était marquée par le rapt d'une jeune femme ou d'une jeune fille. Cet animal était l'incarnation, par punition de Dieu, d'un très méchant seigneur qui la veille de ses noces avait

été changé en chien pour avoir voulu mettre au pillage le couvent de pieuses nonnes qui dans les jeûnes et les mortifications expiaient, victimes innocentes,
les crimes d'autrui. De sa condition première, le
monstre avait conservé une haine profonde pour les
femmes et particulièrement pour les jeunes filles ;
aussi, celles qui se mariaient devaient-elles, la veille
de leurs noces, prendre mille précautions et faire faire
bonne garde autour de leur demeure par leur fiancé
et ses amis pour ne point être enlevées par lui. Or, un
jour un petit bossu, établi tailleur non loin de là, devait
se marier, et dans sa faiblesse il se désolait à l'idée que
sa douce fiancée pourrait lui être ravie par le chien.
Comme il avait toujours été compatissant et bon, la
veille de son mariage il vit entrer dans sa boutique
un tout petit bossu dont les yeux étaient à demi cachés par les mèches tombantes d'une rude chevelure
rousse ; l'étrange visiteur lui dit : « Ne crains rien,
« cette nuit tu te posteras devant la maison de ta
« future et si le chien arrive, voici trois petits cail-
« loux blancs et noirs que tu lui jetteras en criant :
« Chien d'enfer, gare aux nonnes ». Au premier
« caillou, sa bouche vomira du feu, mais sans crainte,
« jettes lui le second, alors tout son poil se hérissera
« et il poussera des aboiements furieux, n'aies pas
« peur, jettes lui le troisième et fais un grand signe
« de croix, il mourra ».

Le petit gnôme mit trois petits cailloux blancs
tachetés de noir, tels de petits œufs dans la main du
tailleur, et disparut comme il était venu.

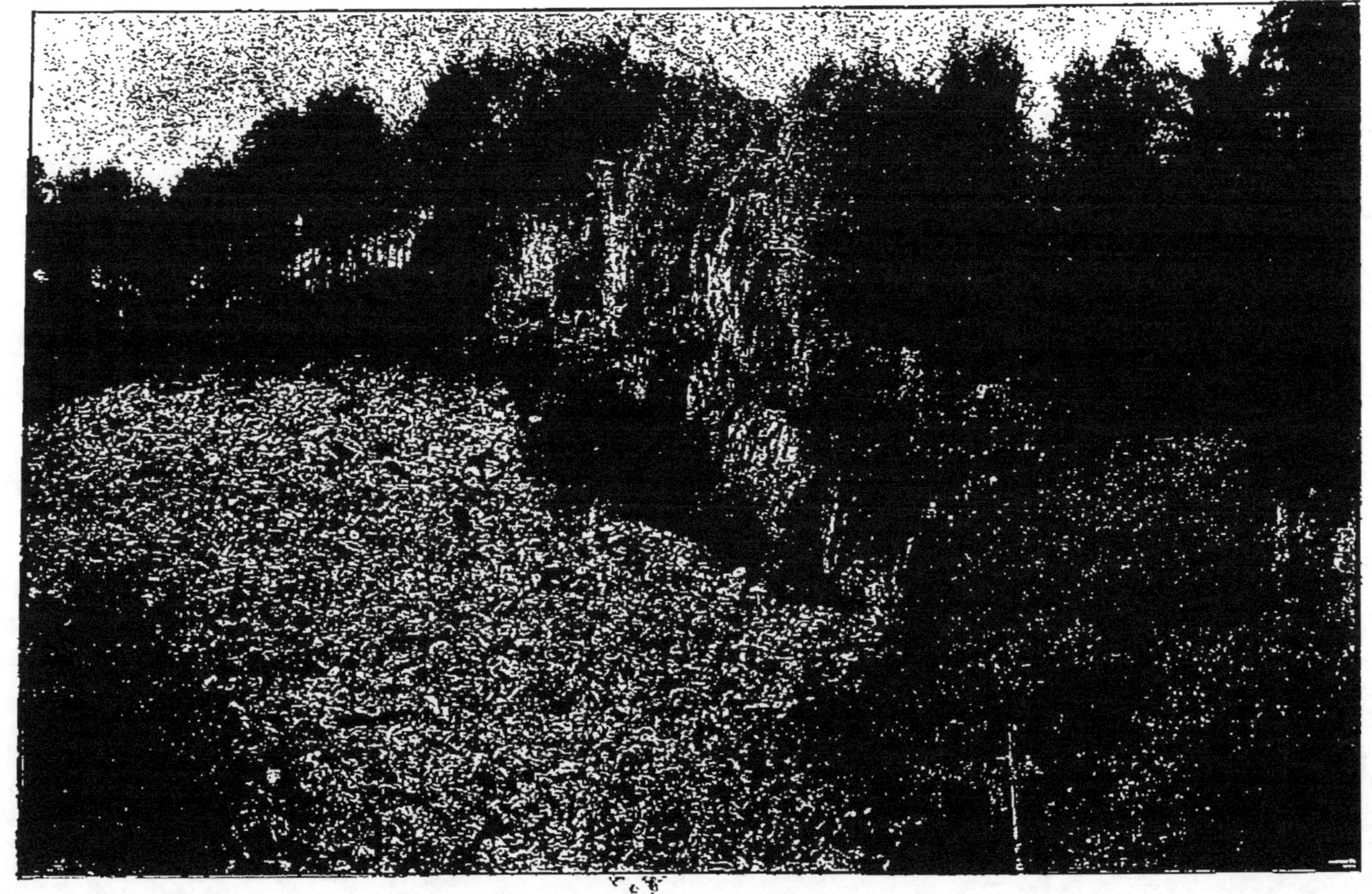

Cliché Ledru

LE ROC AU CHIEN

Le soir, le petit tailleur après avoir fait sa prière avec toute la ferveur dont il était capable, s'en fut devant la porte de sa belle et attendit. Au douzième coup de minuit, il vit se dresser devant lui le chien. Bien que tremblant un peu, il lui jeta un de ses cailloux, l'animal touché au front devint furieux, un second caillou le rendit encore plus effroyable, mais au troisième, il fit un bond de côté et dans un grand cri disparut.

Le lendemain, à l'entrée de la gorge de Bagnoles, le chien avait repris sa place, mais pétrifié, tel qu'on le voit encore ; et depuis ce jour, le pays vécut heureux, débarrassé du monstre qui le terrorisait.

Continuons notre allée ; à droite, quelques marches à monter, c'est l'emplacement de l'ancien tir à la carabine, puis un nouveau groupe de rochers, mais d'un aspect tout différent, et nous arrivons à l'orée de l'escalier rustique.

Revenons sur nos pas vers le *Saut du Capucin*.

Là, les allées multiplient en tous sens les promenades en de gracieux méandres ombreux et frais.

Le sol est partout jonché de fines aiguilles de pins et de sapins dont les émanations vivifiantes vous font revivre ; on hume l'air à pleins poumons, et chaque jour les baigneurs qui sur des pliants, qui sur de nombreux bancs disséminés de ci, de là, viennent prendre de salutaires bains de lézards.

Si nous continuons de monter vers la gauche, nous arriverons au jardin du Casino, puis prenant sur la droite l'avenue de Mezeray, nous longerons

les jardins des villas en bordure du parc et nous ne
tarderons pas à aborder une avenue superbe de
vieux châtaigniers.

Après un parcours un peu long, il faudra prendre
l'avenue de l'Orne qui traverse des plantations d'épicéas pour parvenir à un carrefour formé par quatre
allées.

Prenant sur la droite, en sortant des épicéas, nous
suivrons l'allée qui se trouvera devant nous, et traversant un terrain planté de pins sylvestres, on rejoin-
dra l'allée avoisinant le jardin potager de l'établissement thermal et prenant encore à droite, on arrivera
bientôt à la partie la plus élevée du parc.

Là, le spectacle est grandiose; nous nous trouvons
en présence d'une ravissante échappée sur Tessé-la-
Madeleine, le parc et le château de la Roche-Bagnoles, et sur les collines de la Mayenne.

Reprenons alors l'allée que nous venons de quitter
jusqu'à la deuxième allée à gauche qui nous ramène
vers le saut du capucin, et l'établissement thermal.

Il est encore d'autres promenades intéressantes à
faire dans le parc ; nous nous contenterons d'appeler l'attention sur l'allée assez rapide qui part à droite
de la chapelle près du réservoir des bains, et longe
les rochers, le Belvédère, et les bâtiments où autrefois se pratiquaient en grand l'élevage des poulets.

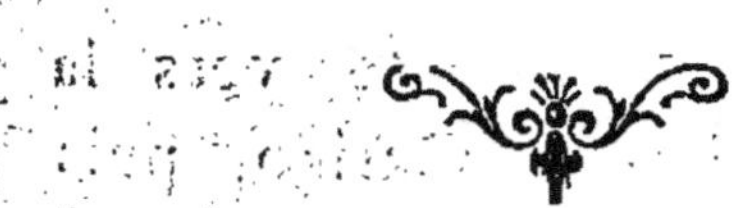

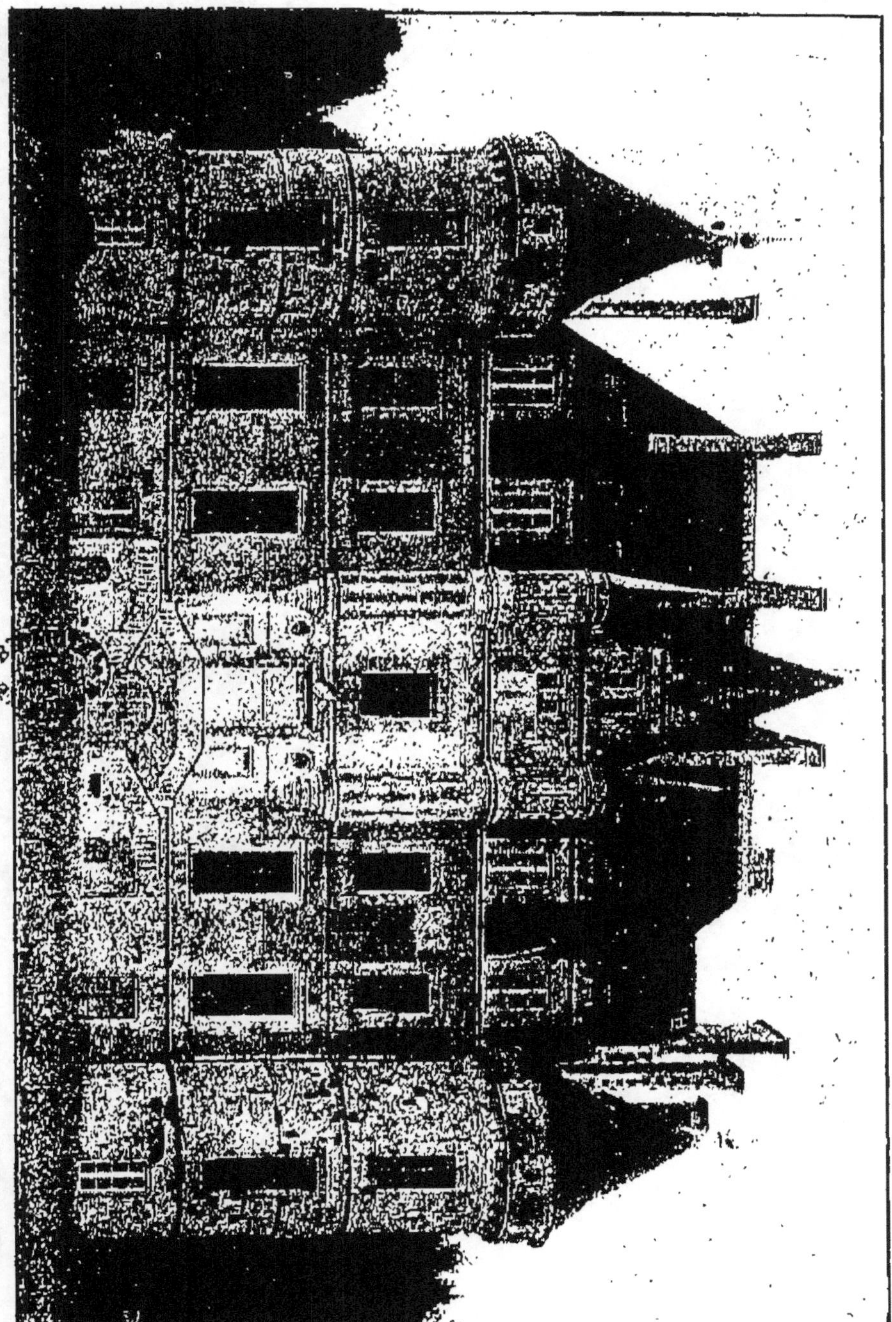

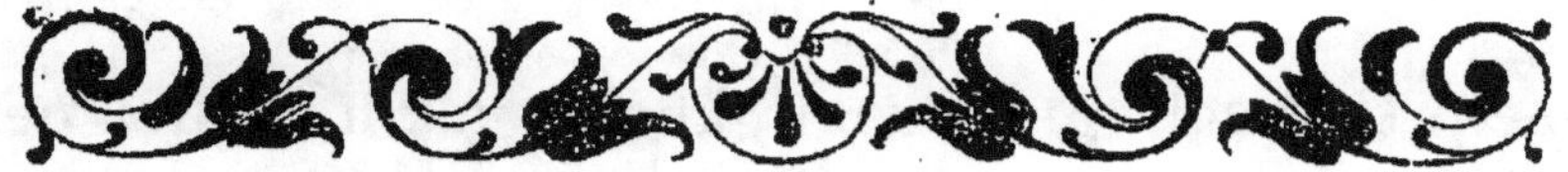

Le Château et le Parc
de la Roche - Bagnoles

Si, du vivant de M. Goupil, le parc montagneux qui s'étend sur la rive droite de la Vée, à l'ouest et en face du parc de Bagnoles, était gracieusement ouvert à tous, il n'en est plus de même aujourd'hui, mais on obtient facilement l'autorisation de le visiter en s'adressant aux nouveaux propriétaires.

Le parc et le château de la Roche-Bagnoles méritent une description spéciale ; puisse-t-elle aider les privilégiés qui les visiteront, et consoler ceux qui n'auront pas eu ce plaisir.

Le parc a été admirablement dessiné et planté ; comme celui de l'établissement thermal, il présente les sites les plus accidentés et domine au midi l'immense vallée de la Mayenne.

Pour en mieux goûter les beautés, il faut y entrer par la petite porte faisant face à la grille de l'établissement thermal, prendre à gauche, monter quelques marches, puis suivre une allée à pente raide, et longer la villa Versailles jusqu'à une grande allée qui descend légèrement.

Jusque-là, on ne se croirait nullement dans un parc en gravissant ce sentier au milieu de sapins, mais voilà bientôt les allées, les pelouses du Parc.

Continuons notre route jusqu'à la grille qui aboutit au centre du bourg de Tessé-la-Madeleine, puis prenons à droite la grande allée, et nous arrivons au Château.

Le château de la Roche-Bagnoles a été construit en 1859, sur les plans et sous la direction de M. David, architecte au Mans. C'est une demeure dans le style renaissance composée d'un principal corps de bâtiment et flanquée de quatre tours aux angles.

Quelle que soit la coquetterie du château, sa joliesse même, ses qualités passent presque inaperçues en présence du spectacle qui s'offre aux yeux émerveillés du visiteur.

Ce ne sont que collines, touffes d'arbres et au milieu de tout cela dix-huit clochers.

Poursuivons, et après avoir longé à gauche le château, prenons l'avenue principale qui traverse d'épaisses couches de grès, puis une allée qui en pente douce mène au faîte du plateau, et à un joli bois.

Presque à angle droit, notre route est coupée par une autre grande avenue ; prenons-la et ensuite tournons à gauche pour arriver sur le sommet de ce rocher bizarre et monstrueux dit le *Roc au chien*.

De là, on a le cœur saisi, l'âme étreinte par une indéfinissable sensation; on se trouve comme suspendu dans l'espace : un bloc de rocher large de 4 à 5 mètres, long d'une douzaine au plus, puis plus rien que le vide angoissant et attirant à la fois.

A nos pieds, dans un hiatus effrayant, un gouffre de près de trois cent cinquante pieds de profondeur, au fond duquel par un beau jour, dans le poudroiement du soleil on voit s'agiter des êtres microscopiques : ces êtres tout petits sont des gens ; la fourmillière humaine est sous nos pieds et c'est le cas ou jamais de dire avec M. Perrichon, de joyeuse mémoire : Dieu ! que l'homme est petit contemplé des hauteurs de la mer de glace !!

Disons seulement pour ceux qui n'oseraient s'aventurer jusque-là, le merveilleux panorama que l'on découvre.

C'est d'abord l'Etablissement thermal, la Vée, puis le parc de l'établissement thermal, le lac, le Grand hôtel, de nombreuses villas, et enfin les tribunes du champ de courses.

De nulle autre part, on ne peut se faire une aussi juste idée de ce qu'est exactement Bagnoles, et dans cet enchanteur coin de terre, il n'est à notre avis aucun point de vue qui soit plus complet, plus saisissant que celui que l'on a du haut du *Roc au chien.*

Celui qui y est allé une fois, y reviendra avec plaisir, car cette promenade est de celles où l'on éprouve une jouissance d'autant plus extrême à y revenir que de là comme en un immense et merveilleux kaléidoscope, on est sûr d'y découvrir toujours quelque détail nouveau : la belle nature est là, jamais semblable à elle-même, en enfantement perpétuel. Au sortir de ces méditations contemplatives, on se sent l'esprit plus large, l'âme plus élevée.

Pour rentrer à l'établissement thermal, il n'y a qu'à revenir sur ses pas jusqu'à un petit sentier à gauche qui descend et à travers maints détours nous ramène en pente douce à la grille par laquelle nous sommes entrés.

La promenade a été délicieuse, et pendant ce temps, la cure continue ; que peut-on rêver de mieux, le plaisir et la santé.

Tessé-la-Madeleine

Ce petit pays à qui Bagnoles a fait une réputation
vaut la peine qu'on aille lui rendre visite ; c'est d'ailleurs une jolie promenade à faire à pied.

En quittant l'établissement thermal, on prend l'allée de Couterne qui longe le pavillon Gondonnière
et l'on s'engage dans la partie basse du merveilleux
parc de l'Etablissement.

A gauche, cachés à demi par les arbres, des amon-
cellements de rochers alternent avec des escarpements
à pic, tandis qu'à droite, un délicieux jardin anglais
brode et festonne coquettement ses allées autour de
pièces d'eau alimentées par la rivière la Vée.

Continuant l'*allée de Couterne*, on longe à peu
près tout le temps la rivière, laissant à gauche les
nombreuses sentes qui vont se perdre dans le parc
en gracieux méandres. Puis la scène change. Devant
soi s'étend une verdoyante prairie où par bouquets,

des hêtres, des sapins et des mélèzes dressent leurs têtes altières, invitant à se reposer sous leur ombre bienfaisante.

Voici une Grille et devant s'allonge le blanc ruban de la route de Couterne.

Prendre à droite, traverser le pont jeté sur la Vée ; avant d'arriver à la villa du Petit Val, se retourner et alors suivant la phrase d'Horace, on embrasse le chemin parcouru, l'on reste sous le charme devant le panorama du parc de l'établissement thermal.

On rencontre alors à gauche, la route de Bagnoles à Tessé-la-Madeleine abritée par les beaux grands arbres du parc du château de la Roche-Bagnoles et l'on découvre bientôt le pays gentillet, propret où les villas, chalets et cottages rivalisent avec ceux que l'on admire à Bagnoles.

Le bourg de Tessé-la-Madeleine est construit autour d'une petite place au milieu de laquelle l'église a été bâtie. Au point de vue architectural, cette église ne présente rien d'intéressant ; on y remarque un certain nombre de reliques, un confessionnal en bois découpé et sculpté, et dans la tribune un grand orgue qui fait les dimanches résonner la voûte avec ses vingt jeux et ses deux claviers. Grâce à cet orgue, et surtout à l'extrême urbanité du zélé curé de la paroisse, dont l'amabilité et les prévenances n'ont point de bornes, des artistes amateurs ou de profession viennent exécuter pendant la saison thermale des œuvres musicales qui donnent aux offices religieux un cachet artistique particulièrement apprécié des touristes qui pour valétudinaires qu'ils sont, n'en demeurent pas moins, pour la plupart, des fervents de la grande musique religieuse.

A droite de l'Eglise, une fort belle avenue conduit au château de la Roche Bagnoles, puis on trouve un lavoir sous la feuillée que rendent très vivant le bruit des battoirs et le caquet des lessivières ; plus loin l'hôtel de la Madeleine, à gauche le bureau des postes et télégraphes.

En sortant de l'église, on se trouve au point d'intersection de trois routes : à droite celle de la Chapelle-Moche, où est la mairie ; devant soi, celle de Tessé-Froulay passant près de la villa Javin, enfin à gauche un tronçon d'un demi-kilomètre se terminant au territoire de Couterne, c'est ce chemin qu'il faut descendre pour avoir une très jolie vue sur le parc de l'établissement thermal.

Il ne reste plus qu'à revenir sur ses pas, à moins que prenant la belle avenue d'arbres verts qui conduit au presbytère, on se rende à l'entrée principale du parc de la Roche-Bagnoles.

On se dirigera alors à droite en suivant une des principales allées du parc qui se termine au sentier à pente rapide que nous connaissons déjà et qui nous ramènera à la petite porte située en face la grille de l'Etablissement thermal.

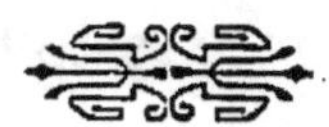

Le Hameau du Bézier
Saint-Ortaire

Autrefois un petit sentier ombragé commençant à l'emplacement où a été construit le Chalet du Lac, conduisait les pèlerins au hameau du Bézier situé à un kilomètre environ de Bagnoles.

Aujourd'hui que d'élégantes villas ont remplacé ce coin de forêt, on devra suivre la route de la Ferté-Macé, et après avoir passé sous le pont du chemin de fer, prendre à gauche le chemin de la gare des marchandises, puis longer la ligne du chemin de fer jusqu'au village composé de quelques maisons et de la chapelle de Saint-Ortaire.

La Chapelle ne présente rien de remarquable et ne se distingue d'une autre maison que par un petit campanile qui surmonte le toit. A l'intérieur, à droite et à gauche de l'autel, on remarque les statues de Saint-Ortaire et de sainte Radegonde, puis deux

vitraux peints par Ledien d'Argentan et représentant
le saint guérissant un lépreux et un paralytique, la
sainte, protectrice des moissons contre l'invasion des
vers blancs.

La fondation de cette chapelle est de date très
ancienne ; elle doit être attribuée à Jean de Valois
qui d'après la *Chronique de Normandie*, venait souvent chasser dans les forêts « dépendant de sa baron-
nie de la Ferté-Macé ».

Le jeune duc de Normandie voulut que pour l'ac-
complissement d'un vœu, la chapelle fût bâtie à ses
dépens au hameau du « Bézier » « en l'honneur de
Dieu, sous L'INVOCATION ET DÉDICACE DE SAINT-
PIERRE, pour que des oraisons et prières y soient
offertes à Dieu, à Saint-Pierre, et aux autres saints
pour les vivants et pour les morts ». Mais Saint-
Ortaire n'est point désigné et paraît inconnu au Duc
de Normandie.

Né de parents nobles dans le cours du vi[e] siècle,
Saint-Ortaire « entra dans un monastère à l'âge de
12 ans. Son assiduité à l'oraison, son abstinence et
ses autres vertus le firent choisir par ses frères pour
abbé du monastère de Landelles. Il fut élevé à cette
dignité malgré lui ; il s'était même enfui pour s'y
soustraire ; mais un avertissement du ciel l'obligea
de céder au désir de ses frères. Il prit le gouvernement de son abbaye vers la cinquantième année de
son âge. Sa vie fut plus que jamais admirable de
sainteté. Il évitait avec un grand soin la conversation
des femmes, la jugeant semence de péchés. Il pétris-

sait et cuisait lui-même le pain d'orge dont il se nour-
rissait uniquement, n'en mangeant qu'une once à
chaque repas ; il ne buvait non plus que de l'eau : et
ses jeûnes se prolongeaient quelquefois jusqu'au troisième jour. Un rude cilice serrait toujours son corps
sous sa tunique. Avec cela, il était rempli de charité
et de compassion pour les pauvres et les malades.
Il rendit la santé à une jeune fille dont la main était
desséchée et à une femme affligée de lèpre ».

Les documents font défaut au sujet du séjour de
Saint-Ortaire dans le pays ; ce qui paraît le plus probable, c'est qu'il a pris vers la fin du xvııᵉ siècle
dans l'imagination populaire la place de Saint-Pierre
tombé dans l'oubli, et nous laissons bien volontiers
la solution de cette question aux patientes investigations des archéologues.

Dans tous les cas, vers cette époque, Saint-Ortaire
faillit être la cause indirecte de la mort de deux pères
capucins qui prenaient les bains à « la fontaine de
Bagnolle ».

« Ces derniers, écrit Léon Boutry, avaient tenu à
aller célébrer la messe à la chapelle du Bézier.
Chemin faisant, les deux bons pères récitaient tran-
quillement les prières du bréviaire quand l'un d'eux
aperçut au bord du sentier et derrière un buisson un
couple d'amoureux en train de se livrer à de doux
épanchements.

Remontrances indignées du capucin, sanglots de
la fille qui se croit perdue de réputation, jurons de
l'individu, un sacripant qui, fâché d'être dérangé, tire

son épée, en porte plusieurs coups au moine et se sauve sans qu'on ait jamais pu retrouver sa trace. Le capucin en fut heureusement quitte pour quelques semaines de séjour à l'hôpital... »

Depuis lors la chapelle de Bézier est restée un lieu de pèlerinage très fréquenté, et Saint Ortaire est toujours l'objet d'une grande vénération.

Tous les ans, le mardi de Pâques, de nombreux pèlerins accourent des communes voisines, notamment de la Mayenne, pour demander au saint son intervention dans la guérison de leurs maladies, et à Sainte Radegonde sa protection pour la conservation de leurs moissons.

Les bois environnants présentent un curieux spectacle, car l'usage veut que les malades, pour obtenir la guérison, suspendent dans les arbustes des pierres placées à une hauteur variable, suivant le siège de la maladie, et si par hasard un incrédule s'amusait à faire tomber ces pierres, il ne tarderait pas à ressentir les effets de la colère de Saint Ortaire, par l'apparition de douleurs et de rhumatismes ! ! !

Enfin le pèlerinage se termine en allant boire ou en emportant l'eau d'une fontaine miraculeuse entourée de saules et située du côté de la rivière, au pied du remblai du chemin de fer.

La chapelle de Saint Ortaire probablement reconstruite en 1724, date que l'on lit sur la porte de la maison contiguë qui semble appartenir à la même époque, fut pillée lors de la Révolution, et Saint Ortaire fut précipité de son socle par un fertois frappé immédiatement, d'après la tradition, de paralysie générale dont il mourut trois mois après.

Cette chapelle a été restaurée par la famille Barbédienne qui en est actuellement propriétaire; une affiche placée à l'entrée indique que le curé de Saint-Michel-des-Andaines y célèbre la messe à certains jours de l'année, et le lundi pendant la saison thermale.

Pour rentrer à Bagnoles on reviendra par le même chemin à moins qu'on ne veuille continuer la promenade à travers champs et bois en prenant un sentier derrière la chapelle.

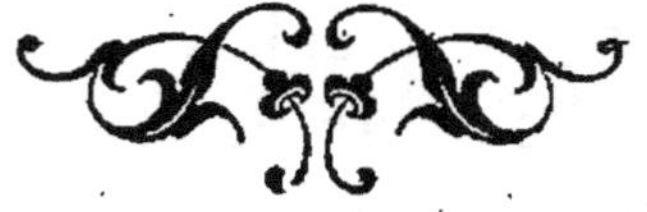

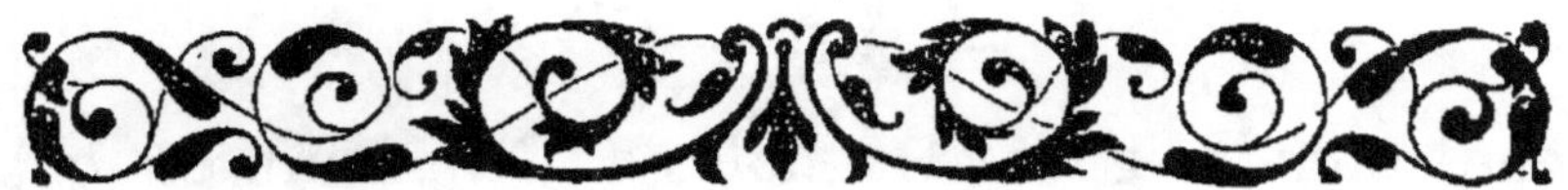

Le Lys de la Vallée
Le lit de la Gione

Prendre la route de Juvigny-sous-Andaine qui traverse la forêt, laisser sur sa droite la route qui conduit à l'Etoile et celle qui mène à Saint-Michel-des-Andaines, puis gravir la côte jusqu'à la rencontre d'une croix en granit appelée la *Croix-Gauthier* ; à côté se trouve *le Lys de la Vallée*.

Ici, comme ailleurs, comme partout en ce pays charmant, le site est merveilleux, de beaux grands arbres à droite étendent sur vous leur ombre bienfaisante tandis qu'à gauche à travers d'autres arbres, on distingue de nombreux blocs de grès qui brillent au soleil.

Le Lys de la vallée est une habitation située sur la

longue colline joignant Bagnoles à Domfront et qui fut construite en 1832 par l'amiral Bo uvet. Le Lys de la Vallée est devenu, il y a quelques années, la propriété de la famille d'Oilliamson qui en a fait un rendez-vous de chasse.

En quittant le Lys de la Vallée, poursuivant sa route, on arrive au sommet de la colline d'où l'on voit se dérouler un panorama splendide, un horizon sans limites avec les collines de la Mayenne, Lassay et Ambrières comme fond de paysage.

Il faut revenir sur ses pas et prendre derrière la Croix-Gauthier un sentier que l'on continuera pendant 5 à 600 mètres pour arriver à trois pierres placées sur la droite du chemin ; ce sont des pierres druidiques connues dans le pays sous le nom de *Lit de la Gione*.

« Le lit de la Gione n'est pas autre chose qu'un dolmen, sous et sur lequel, dit-on, les Druides célébraient, au sein des forêts, leurs terribles mystères.

« Avant d'avoir ses saintes images et ses temples chrétiens, la forêt qui couvrait le pays, avait ses temples et ses idoles païens, ses génies malfaisants et ses fées protectrices : sa fée bienfaisante, c'était Andaine, dont elle a toujours porté le nom ; son mauvais génie, c'était la *Gione*, qui habitait au milieu des landes arides sous d'immenses blocs de grès.

Quant aux légendes recueillies sur cette fée, voici l'une des plus enfantines :

La Gione n'avait pas une bonne réputation, et l'on redoutait ses visites plus qu'on ne les désirait. Un certain mardi-gras, elle entra dans une ferme où l'on avait mangé force crêpes. Après le repas, les enfants s'étaient amusés à remplir d'eau les coquilles d'œufs, et à les placer devant le feu. La fée qui, entre autres choses *extraordinaires,* avait vu *tout autrefois*, la forêt s'étendre sur les terrains cultivés, et envahir les champs de Geitel et d'Andaine, pensait ne pouvoir plus être étonnée de rien. Cependant, elle tomba en stupéfaction devant ces coquilles d'œufs. Puis, s'étant un peu remise, elle s'écria : « J'ai vu *Geitel* en navets, « Andaine en aveine, mais je n'ai jamais vu tant de « petits pots bouillir ! » Elle revint souvent pour jouir de ce spectacle ou de tout autre aussi merveilleux ; mais comme on craignait toujours ses mauvais tours, un soir, à l'heure ordinaire de sa visite, les bonnes gens firent rougir une galettoire de fer et la posèrent sur l'escabeau qu'occupait toujours la Gione.

En s'asseyant dessus, elle poussa un hurlement de douleur qui fit trembler la ferme et disparut par la cheminée. Que devint-elle, nul ne le sait, toujours est-il que depuis, oncques ne la revit.

Mais le temps passe, et le mieux est de revenir sur ses pas et regagner Bagnoles, ou alors traverser la route, et prendre juste en face la Croix-Gauthier le premier sentier à gauche.

L'aspect change, le terrain devient aride, et seule avec quelques sapins la bruyère aux fleurs blanches et roses, recouvre le sol d'un épais tapis, où l'on peut prendre sans danger à l'air pur, de bons bains de lézard.

Après un coup d'œil jeté à une superbe vue sur la Mayenne, on trouve un carrefour où bifurquent trois chemins. Prendre celui que l'on a en face de soi, et d'un saut franchissant le talus qui borde le chemin à droite et à gauche, on rentre dans la bruyère.

Sur le côté gauche, nous aurons une vue délicieuse sur les hauteurs de la Montjoie, le Gué-aux-Biches, La Coulonche, La Ferrière-aux-Etangs, et enfin on apercevra les clochers et la ville de La Ferté-Macé.

En continuant son chemin, on arrive à un nouveau carrefour où quatre routes croisillonnent ; il faut prendre celle de droite, bordée de deux murettes en pierres sèches ; elle mène à Tessé-la-Madeleine.

La route continuant tout droit pénètre dans le parc du château de la Roche-Bagnoles et conduit au *Roc au Chien*.

La route gauche ramène à côté des bancs de grès que nous avons vus au départ, la continuer, longer tout le temps le parc ; on passe près de deux fermes et des communs du château, et l'on débouche à côté de la grille, dans l'avenue conduisant à Tessé-la-Madeleine.

Le Haut Bézier

La Montjoie et le Gué aux Biches

Pour faire cette délicieuse promenade, il faut en sortant de l'établissement thermal, suivre soit la route qui passe au pied du *Roc au chien* pour gagner le lac, soit *l'allée du Dante*, puis prendre à gauche, et passer devant *l'Hôtel-de-Paris*, et les carrières de pierre qui se trouvent en face.

Là, il faut faire une première station, car ces carrières en valent la peine ; en effet, à défaut du grand intérêt que comporte pourtant l'étude de ces pierres curieuses, aux empreintes extraordinaires, on a toujours les très pittoresques, et toujours amusantes explications, que fournit à leur sujet, le carrier qui en opère le triage.

La visite des carrières finie, il faut prendre à

droite le chemin forestier, en longeant la *Tanière* que décrit comme suit son propriétaire, le comte de Blanzay, dans l'original opuscule, qu'il fit paraître en 1885.

« Près des bords du lac et de la rivière, s'aper-
« çoit une résidence un peu voilée par les arbres, et
« dont les habitants ne sont guère plus sauvages que
« les fauves qui jadis lui donnèrent son nom. La
« Tanière, encore aujourd'hui, ne ment pas à son
« passé. Chez M. et Mme de Blanzay, on aime la
« belle nature pour elle-même, en enfant gâtée. On
« ne veut donc en rien la contrarier. Aussi prend-elle
« là ses coudées franches, et reste-t-elle sans coquet-
« rie, dans son négligé le plus villageois. La végéta-
« tion la plus rustique y pousse drue et s'y installe
« sans vergogne, avec une sécurité bien flatteuse
« pour la Société protèctrice des plantes parasites.

« Il est clair qu'à la Tanière, ne sont pas en faveur
« les ratisseurs d'allées.... (d'aucune sorte, dit-on).
« D'ailleurs, les propriétaires, bonnes âmes au demeu-
« rant, sont enchantés de faire par le contraste, valoir
« la tenue cérémonieuse et la toilette irréprochable
« de tous les parcs voisins.

« Si l'on a le courage de franchir les épines et les
« ronces qui en agrémentent les abords, on voit à
« l'intérieur de l'habitation un décor différent : quel-
« ques bibelots et meubles historiques ou simplement
« artistiques, anciens ou modernes.

« Les visiteurs trouvaient là le moyen d'écouler
« quelques moments perdus, à une époque où Bagno-
« les était pauvre de distractions, et alors que tout

« le monde n'était pas encore collectionneur. Il faut
« reconnaître que les vrais amateurs ont toujours été
« bien reçus à la Tanière, la porte s'ouvrant à deux
« battants pour tous les artistes ».

Cette visite faite, on entre sous bois ; adieu les
horizons immenses, les échappées à perte de vue, où
le paysage se fond dans le gris lavande du lointain,
mais par contre la nature en son éclosion superbe,
de la verdure et brochant sur le tout, un délicieux
gazouillis d'oiseaux.

Promeneur, si le cœur vous en dit, asseyez-vous
au pied d'un arbre au tronc moussu, dans une
muette contemplation rêvez, et si la chance vous
favorise, peut-être un cerf ou un chevreuil viendra-t-
il vous troubler en votre méditation, mais à défaut
d'un de ces princes des bois qui ont donné au pays
le renom cynégitique dont il jouit, vous serez sûr de
voir Jeannot Lapin traverser la route, animer le paysage et demeurer coi de votre étonnement.

Après avoir successivement passé deux ruisselets
qui se jettent dans le lac, on arrive au bas d'une côte
assez rapide, mais que peuvent pourtant gravir les gens
mêmes qui redoutent les fatigues et les difficultés.

En haut de la côte, perdu dans la feuillée, on aperçoit à travers les arbres un petit castel champêtre.
Prenant alors sur la droite le chemin qui s'ouvre
immédiatement, on longe la propriété sus-indiquée
à travers une sorte de parc des plus agréables, puis
à gauche, une sente vous mène à l'orée du bois, et
après avoir parcouru une centaine de mètres environ,

-on a une superbe échappée de vue sur Saint-Michel-des-Andaines et les coteaux qui entourent La Ferté-Macé.

Ce panorama une fois admiré, revenir à l'allée que l'on vient de quitter et la suivre jusqu'à un verger clos d'un mur en pierres sèches : de là on a une fort jolie vue sur Bagnoles.

Rejoignant alors le chemin déjà parcouru, puis prenant presque immédiatement après le sentier qui mène à la Montjoye, on suit à gauche une allée en forêt et l'on arrive presque en face du *Gué aux Biches*, résidence de M. Christophle, député, ancien gouverneur du Crédit Foncier de France.

Cette propriété avait été construite par M. Adam, planteur de l'île Bourbon, au milieu des quelques hectares de forêt que lui avait apporté sa femme, fille de l'amiral Bouvet.

La maison qui a pris son nom d'un ancien gué que fréquentaient les biches des deux forêts est très importante. Les terres qui l'entourent et en dépendent en font une des grosses propriétés foncières du pays.

Pour rentrer à Bagnoles, laisser derrière soi les routes de l'Etoile et de Domfront et prendre la route qui fait presque face à l'entrée du parc de M. Christophle.

Le retour s'effectue avec le bois d'un côté, de l'autre une prairie verdoyante. On grimpe alors un petit raidillon, qui ramène à la route de Bagnoles, celle du reste que nous avions laissée à La Tanière.

Le seul défaut qu'offre cette promenade, si tant

est que c'en soit un, c'est qu'elle ne peut se faire qu'à pied, mais la marche n'est-elle pas un excellent exercice, et puis qui voudrait pour de si faibles distances prendre une voiture, enfourcher sa bécane ou actionner son moteur. Pas de chevaux, pas de cyclistes. pas de teufteufs, n'est-ce point le *nec plus ultra* d'une marche en campagne ?

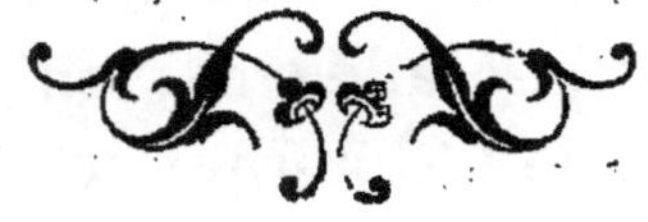

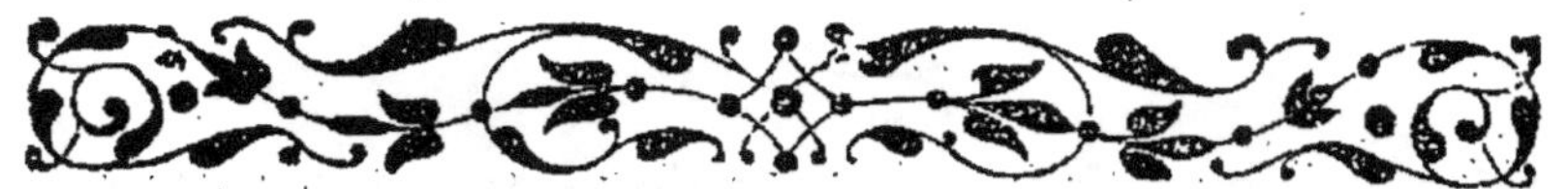

Le Château de Couterne

Au sortir de l'établissement, laissant à droite le chemin de Tessé-la-Madeleine, on se dirige par la route ombragée de Couterne vers le vieux Castel de la famille de Frotté qui se trouve à une petite demi-heure de marche de l'Etablissement thermal.

Une avenue remarquable par sa plantation sur quatre rangs de hêtres séculaires précède le CHATEAU DE COUTERNE qui est entouré de pièces d'eau et d'un superbe parc. C'est une élégante construction en briques du XVI⁰ siècle, restaurée au dix-huitième après avoir été acquise en 1540 de la famille d'Aligny, par Jehan de Frotté, secrétaire et versificateur plutôt que poète de la reine Marguerite de Navarre, lorsque cette belle et spirituelle princesse tenait sa cour à Alençon, cour d'amour et de poésie qui nous remet en mémoire ces vers si gracieux :

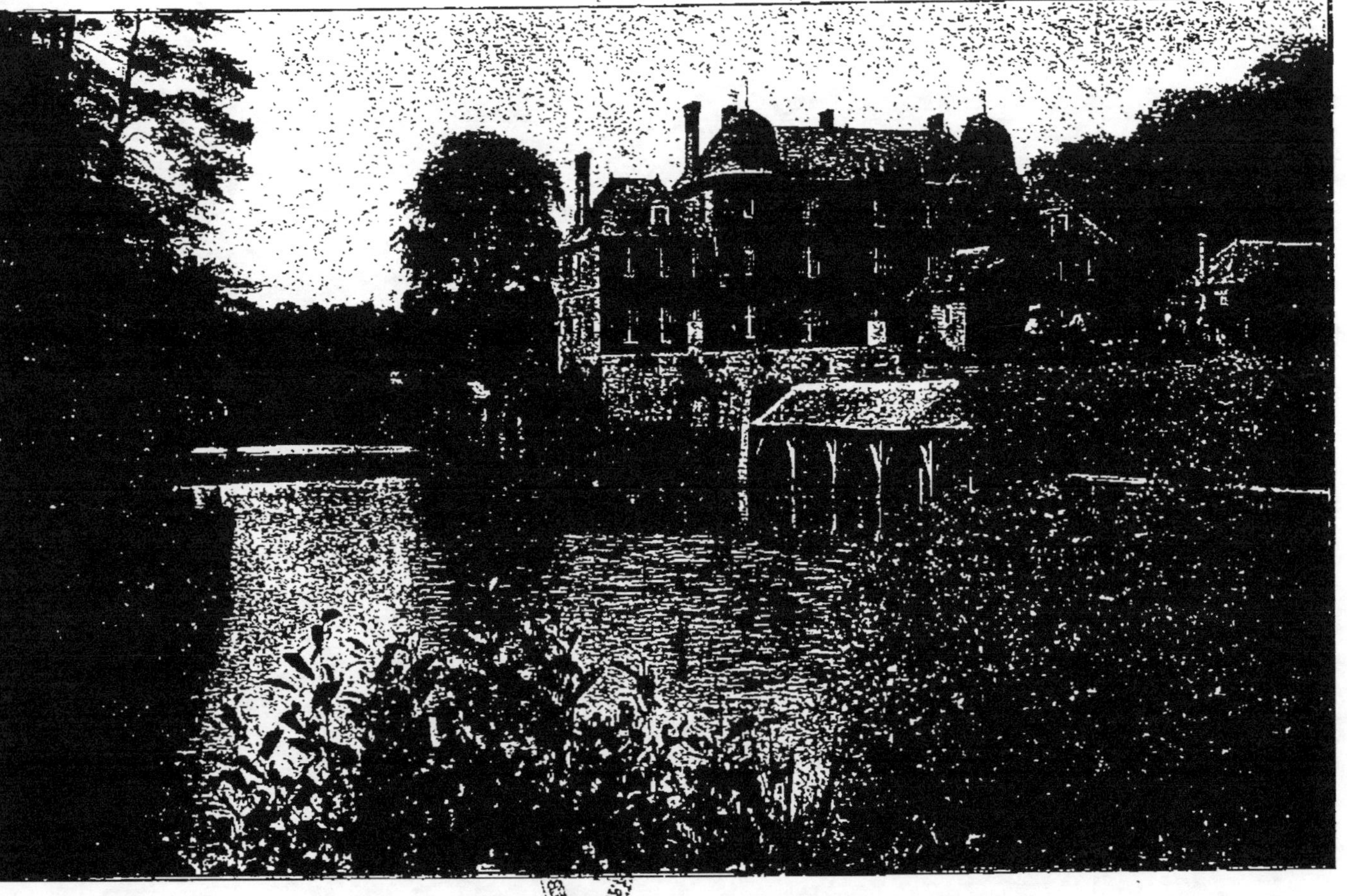

Cliché Ledru

CHATEAU DE COUTERNE

Quand j'ai ouï parler
Venir et aller
Ces fols amoureux
Je me prends à rire
Et à part moi dire
Qu'ils sont malheureux !
Fi d'affection !
Fi de passion
Qui le cœur tourmente !
Mon cœur est à moi
Je n'ai mis ma foi
En don ni en vente
J'ai, quoique je voie
Le cœur plein de joie
Et de vrai plaisir.

. . . .

Depuis lors, ce beau domaine est toujours la propriété de la famille de Frotté qui donna à la guerre des Normands et des Bretons contre la Convention, un chef intrépide Louis de Frotté. Ce général en chef des Chouans Normands fut fusillé à Verneuil, à l'âge de 34 ans, le 8 février 1800.

On rentre à Bagnoles par le chemin déjà suivi, à moins qu'on ne préfère prendre sur la droite l'avenue de Couterne qui conduira directement dans la cour de l'Etablissement thermal, après avoir longé le pavillon Gondonnière.

La Forêt d'Andaine

A peine est-on parti de Bagnoles en laissant derrière soi, sur la droite le lac et l'hôtel de Paris, sur
la gauche les rochers de Bagnoles, que l'on se trouve immédiatement en plein bois, dans la forêt doma-
niale des Andaines si remarquable avec ses futaies, et
ses chênaies au milieu desquelles des bosquets de
pins et d'épiceas viennent piquer leur note sombre
coupée des lanières argentées des bouleaux.

Instinctivement on respire à pleins poumons l'air
pur, embaumé des émanations balsamiques en même
temps que le parfum de Russie, grâce au mélange
des résineux et des feuillus, mélange qui procure des
paysages féeriques à chaque automne.

Tout est calme sous ce dôme verdoyant, refuge de
nombreux cerfs, chevreuils, sangliers. C'est à peine si l'on entend le bourdonnement des insectes dans
les fourrés, le murmure des nombreux ruisseaux qui

serpentent en courbes capricieuses à travers vallées et vallons.

Désignée sous le nom de *Sylvedine* dans un acte de 1026, et de *sylva andenæ* dans la charté de 1026 de Guillaume de Bellème fondant l'abbaye de Lonlay, la forêt d'Andaine a de temps immémorial appartenu à l'Etat ; il faut en excepter quelques enclaves tels que l'Ermitage, le Gué-aux-Biches et le Lys des Vallées. Composée en 1781 de 8,043 hectares d'après l'ingénieur Chaillou, elle ne contient plus que 5452 hectares, par suite des désastreuses aliénations de 1832, et aussi de deux échanges de terrain, en 1885 et en 1894 avec la ville de la Ferté-Macé pour l'agrandissement de Bagnoles, et avec M. Christophle, Député de l'Orne, pour ses convenances personnelles.

M. Duval, le savant archiviste de l'Orne, attribue à la vieille langue celtique l'étymologie du mot Andena : Des noms Gaulois, Ande, Andouillé, Andoliacum se rattacheraient à la même racine.

Plusieurs prêtent à Andena une étymologie plus locale : les innombrables marais maintenant assainis, que renfermait jadis la forêt donnaient d'abondants « *andains* » dont le fauchage a lieu, marchant (andena) pas à pas.

On la chercherait aussi dans le mot « *andelle* » des hêtraies ou « *foutelaies* » de Normandie ; le hêtre encore peu abondant dans la forêt des Andaines n'y était pas rare il y a un siècle ; les sabotiers de Champsecret et Couterne citent encore les arbres magnifiques de cette essence qui bordaient l'ancienne route de Domfront à la Ferté-Macé ; les chercheurs en retrouveraient encore des spécimens au centre des massifs les plus épais tels que les Fouteaux Saint-Hubert et de l'Etau à Mare-aux-Oies ; le Fouteau Charlemagne, près de la Hache, le Fouteau Pichon, non loin de la Percée de limite nouvelle du canton de Prise-Pontin.

La forêt d'Andaine est merveilleusement percée de 140 kilomètres de routes spacieuses et droites. Dix viennent de toutes parts rayonner au magnifique carrefour circulaire distant de 6 kilomètres 500 de Bagnoles et de tous autres centres, appelé : *Rond point de l'Etoile*.

On s'arrête bien volontiers au *Carrefour de l'Etoile* pendant la belle saison. C'est là, à proximité de deux maisons forestières, que se font les dîners champêtres, et les promenades sous les frais ombrages des jolies avenues.

Aucun rallye paper ne manque de passer par ce rendez-vous de chasse si fréquenté.

Non loin de ce carrefour, et de la route de l'*Etoile à la Ferté-Macé*, à une demi-lieue du bourg de St-Michel-des-Andaines, est la *Fontaine minérale*, qui jouit d'une grande vogue dans le pays.

La *fontaine ferrugineuse* des Andaines est pavée au fond et entourée d'une maçonnerie en granit. Ses eaux sont abondantes, toujours claires et fraîches, et laissent déposer une couche ocreuse d'oxyde de fer ; un médecin de la Chapelle-Moche s'en était rendu concessionnaire il y a quelques 50 ans.

En retournant vers le carrefour de l'Etoile, le *Carrefour des Cerisiers* se présente bientôt avec la maison forestière du *Carrefour Ferrière* et sa pépinière de hêtres, de chênes et de pins destinés à des regarnis dans les rares clairières. Près de là se trouve un petit monticule d'où la vue plonge sur une très profonde vallée, la *Vallée de Misère* qui évoque le souvenir des bandits d'autrefois, arrêtant les diligences, tuant et volant les voyageurs.

Tout à côté du Carrefour Ferrière apparaît une haute croix de bois, la *Croix-Fauvel* élevée sur la place où les chouans massacrèrent dans la nuit du 24 au 25 avril 1796, un prêtre constitutionnel, l'abbé Fauvel, originaire du canton de la Ferté-Macé.

On voit sur cette croix pendus à des clous à hauteur d'homme, des crucifix, des chapelets, des petites chapelles, des bouquets de fleurs, et à sa base une croix en pierre.

Une 3e croix est placée à l'endroit où la tête du prêtre tomba ; la place où reposa son corps est entourée d'un petit enclos fait de branchages par les gardes forestiers pour éviter les détériorations du grand gibier et des bestiaux.

L'abbé Fauvel est considéré dans le pays comme un saint faisant des miracles, guérissant la fièvre des malades qui lui adressent leurs prières.

L'idolâtrie devait créer des légendes sur l'abbé Fauvel ; ce fut vite chose faite. On déposait encore quotidiennement il y a 20 ans, des pièces de billon près de la croix ; une main pieuse ou profane, ar-

mée d'un balai, les ramassait et les emportait...
pour bien faire; un voisin l'effraya et... en tira profit. On allait jusqu'à dire que des miracles continuels
empêchaient l'herbe de repousser, de plus on affirmait
que dans la nuit du 23 au 24 juin, entre minuit et le
lever du soleil, tous les chapelets, médailles, images
et croizettes disparaissaient subitement comme sous
un coup de baguette de fée. Un garde forestier
s'embusqua sur un hêtre haut et branchu ; il vit arriver vers minuit une pauvre vieille femme de St Michel-
des-Andaines qui enleva pêle-mêle tous les objets
déposés par les crédules, nettoya les alentours de
la croix Fauvel, déposa quelques fleurs sylvestres,
se prosterna et se mit en devoir de repartir vers 3
heures du matin.

Le garde la reconnut pour une cousine de l'abbé
Fauvel ; ainsi s'expliqua pour lui le culte à la
croix mortuaire ; il l'aida à replanter la même croix
à quelque distance. Les sous sont plus rares que par
le passé, mais la légende n'est pas encore effacée.

Voici d'après M. de Contades le récit authentique
de l'existence de l'abbé Fauvel :

Jean-Denis Fauvel naquit dans la paroisse de Saint-Maurice-du-Désert, au commencement de mars 1749. Il fit ses
études à Domfront, puis fut nommé vicaire à Beaulandais
et par la suite curé d'Antoigny. D'un caractère timide et
d'un esprit peu éclairé, il n'eut point, en 1791, l'énergie
nécessaire pour refuser le serment civique, fut nommé curé
constitutionnel de la Sauvagère et installé le 19 juin.

On sait quelle fut généralement à cette époque la situation des curés constitutionnels. Abandonnés par les fidèles, mal soutenus par les patriotes, stigmatisés par un serment qui leur attirait le mépris des uns, sans les soustraire à la défiance des autres, ils étaient presque toujours obligés de se retirer en abandonnant leurs églises aux profanations des démagogues.

Nous manquons de détails sur le séjour du curé Fauvel à la Sauvagère et sur les évènements qui le décidèrent à la quitter. Ni le presbytère ni l'église ne furent aliénés, mais comme partout ailleurs, les cérémonies du culte furent interrompues.

Le séjour de la Sauvagère paraissant dangereux au pusillanime abbé Fauvel, il se retira avec sa mère à ce hameau de l'Etre-Plessis, qui est devenu par la suite le bourg de Saint-Michel-des-Andaines.

Les premiers symptômes de l'insurrection, connue sous le nom de *Chouannerie*, parurent en 1793, dans l'arrondissement de Domfront.

Dès l'hiver de 1793 à 1794, il y eut des camps formés à Sept-Forges, à la Ferté-Macé, au Châtelier et au Mont-Margantin, et des cantonnements dans presque toutes les communes.

Plus tard, Domfront devint le quartier-général des *troupes républicaines*, et les cantonnements furent placés à Juvigny, Couterne et Pré-en-Pail : les camps retranchés à la Ferté-Macé, Briouze, la Carneille, Condé-sur-Noireau et Tinchebray. Ce ne fut toutefois que pendant l'hiver suivant que les rassemblements prirent quelque consistance.

Le comte de Frotté arriva en 1795 et organisa véritablement les *Chouans* des environs de Domfront. La forêt de Halouse était sa retraite ordinaire, et le château de Flers son quartier général.

Les principales affaires furent celles de Briouze, octobre 1795, et de la forêt de Halouse, 1er décembre 1795. La paix fut signée en juin 1796.

A la suite d'un combat malheureux contre les forces républicaines, un parti de chouans se réfugia dans la forêt d'Andaine et passa auprès du lieu de refuge de l'abbé Fauvel. Ce dernier, bavard et craintif, trahissait les chouans au profit des républicains et les républicains au profit des chouans.

Ce fut plutôt comme espion que comme prêtre assermenté qu'il fut enlevé par les chouans, dans la nuit du 24 au 25 avril 1796. Il fut contraint de quitter son lit et fut traîné, tête et pieds nus, au carrefour des Cerisiers, sur le vieux chemin de la Ferté-Macé à Domfront.

Là, eut lieu le supplice ; il fut immédiatement fusillé et son cadavre fut l'objet des plus odieuses mutilations. Le lendemain, plusieurs femmes et un journalier allèrent recueillir les débris de son corps qui fut enveloppé dans un drap, placé dans un tombereau attelé de deux bœufs et conduit, par des chemins détournés, au cimetière de Saint-Maurice. On pouvait suivre la trace du sang dans les sentiers de la forêt.

L'horreur du supplice, le caractère sacré de la victime, frappèrent vivement les imaginations superstitieuses de nos campagnes. L'abbé Fauvel fut regardé comme un martyr, et l'on prétendit que tous ses bourreaux eurent des morts étranges. Bientôt une croix fut élevée sur le lieu de son supplice, malgré l'autorité ecclésiastique; et les ex-voto que l'on y rencontre encore, attestent qu'il est toujours le but de fréquents pélerinages.

A un kilomètre de la Croix Fauvel, en suivant à partir de la maisonnette du cantonnier vicinal, la petite route de *Mare aux Oies*, puis une futaie qui forme allée couverte, et traversant la route de *l'Etoile* à *l'Etang de la Forge de la Sauvagère*, on aperçoit le plus vieil hêtre de la forêt, le FOUTEAU DE L'ETAU ; son tronc a 5 m. 25 de circonférence, 4 m. de hauteur et est couvert d'inscriptions gravées par les visiteurs ; ses premières branches recouvrent un espace de 9 ares de surface et de 35 mètres de diamètre.

De retour au carrefour de l'Etoile, et en prenant à l'est l'ancienne route forestière des *Graviers* ou *chemin vicinal de la Sauvagère*, on rencontrera, à la distance d'un kilomètre, une enclave de quelque importance, l'ERMITAGE, dont la ferme donna asile au maréchal Grouchy après les Cent Jours.

L'Ermitage est aujourd'hui la propriété d'un des plus sympathiques députés de l'Orne, l'honorable M. Gévelot.

C'est au voisinage de cette enclave que se déroulèrent vers la fin de la chouannerie quelques évènements intéressants que nous trouvons racontés dans les mémoires de Billard de Veaux, un des plus intrépides lieutenants de De Frotté.

Au mois de juillet 1793, Billard de Veaux fut averti que les divers employés de l'*Administration des forêts de Domfront* étaient dans la forêt d'Andaine avec leur chef, M. Bougiard.

— « Allons les voir, » dit le chouan qui s'était fait faire un costume spécial. Il avait un pantalon et une pelisse à la houssarde en peau de veau rayé, un gilet de drap bleu ; un bonnet fort haut en peau de renard, avec la queue pendante jusqu'au bas des reins; une chemise de coton bleu; des bottes qu'il ne quittait jamais et que l'on coupait lorsqu'elles étaient usées; les cheveux partagés en deux nattes nouées sur la poitrine et la barbe entière.

Billard partit avec vingt-cinq hommes, sans connaître les forces de l'ennemi. Après avoir passé la Vée, il divisa sa petite troupe en deux corps, en donna un à M. de Clairevaux et se mit à la tête de l'autre, les hommes marchant de front à dix pas de distance et les deux bandes à portée de se soutenir.

Tout à coup, Billard de Veaux aperçut dans un carrefour plusieurs hommes armés :

— « Qui vive ? » lui cria-t-on.

Pas de réponse. Le chouan continua de s'avancer entre deux de ses hommes, un simple bâton à la main.

— « Qui vive ? » répétèrent les républicains.

— « France! »

— « Quel bataillon ?

— Colonne mobile de Briouze. » Le commandant de la colonne de Briouze, récemment arrivé de Séez, ne devait pas être connu. Billard se fit passer pour lui.

— « Halte à la troupe! L'officier à l'ordre! »

— « Avance. »

M. Bougiard, garde-général, s'approcha à dix pas de Billard, tenant à la main un mousqueton garni en argent.

Le chouan haussa immédiatement la voix et cria avec assurance :

— « Par la droite et par la gauche en bataille! Cernez! »

L'embuscade des gardes républicains se découvrit alors tout entière, mettant les chapeaux au fusil et disant :

— « Nous sommes des vôtres! »

— Je ne suis pas républicain, mais royaliste! Rendez-vous!

Vous n'aurez point de mal, autrement vous serez tous fusillés ! »

La réponse des gardes fut une décharge de leurs fusils doubles. Six chouans furent blessés avant d'avoir brûlé une amorce. Les autres s'élancèrent dans l'embuscade, au commandement de Billard :

— « Ne tirez pas ! La baïonnette en avant ! Point de prisonniers ! »

M. de Clairevaux qui arrivait à temps, prenait les républicains à revers. Pendant que les chouans opéraient cette manœuvre, M. Bougiard tenait Billard de Veaux couché en joue, à dix pas seulement.

Un chouan qui se trouvait dans le bois, apercevant son chef en péril, tira sur le garde-général. L'amorce brûla seule. Il amorça de nouveau, tira sur M. Bougiard qui fut traversé de part en part, par la balle sous les deux bras, et qui eut encore la force de se replier sur son embuscade. Il tomba mort en y arrivant. Les gardes s'enfuirent dans toutes les directions, poursuivis par les chouans victorieux.

Le garde Marteau, son épée sous son bras et un pistolet d'arçon dans chaque main, se retranchait d'arbre en arbre, serré par Billard qu'il menaçait de ses pistolets, mais sans oser en faire usage. A la fin, Billard s'empara des pistolets et demanda l'épée.

— « J'aimerais mieux mourir que de vous la rendre. » »

Un de ses propres pistolets lui fut appliqué sur la poitrine. Il donna son épée à Billard de Veaux qui la lui rendit aussitôt. Après quoi un coup de sifflet, qui tenait lieu de tambour et de trompette, rassembla les vainqueurs.

Billard qui avait prié le garde Marteau de lui céder sa redingote de drap bleu qui lui aurait convenu pour se travestir en officier républicain, finit par la refuser.

— « Payée ou donnée, répondit le chouan, on m'accuserait de l'avoir volée ! »

Les prisonniers furent renvoyés et le déjeuner des gardes mangé gaiement.

Revenant au point de départ, c'est-à-dire à l'Etoile et se dirigeant vers les sources de l'*Andainette*, on arrive après avoir vu pentes escarpées et ravins profonds à la FONTAINE DU CHATEAU, où l'on retrouve parfaitement les traces d'un camp retranché construit par les Anglais aux XIVe et XVe siècles et renfermant des trésors... que les bûcherons n'ont jamais pu découvrir.

Tout près de là, se dresse une pyramide de quartz, large de 3 m. 50, haute de 4 m. 50 : c'est la ROCHE-AUX-LOUPS, ainsi nommée parce que l'on y apportait autrefois des animaux morts en vue d'y attirer les loups pour les détruire. Elle est très remarquable par un grand nombre de *Demoiselles* qui fait que ce rocher dispute à son voisin, de proportions plus modestes, le nom de ROCHE-AUX-DAMES attribué à de belles murailles de quartz entourant une gorge traversée par l'Andainette.

Les gens du pays ont cru pendant longtemps que ce lieu était hanté par les fées qui se livraient à leurs ébats au fond de la gorge et à l'endroit dit *Ronde des Dames*, un des hauts carrefours de la forêt, sur le signal de leur supérieure, la fée Andaine.

Pour terminer cette intéressante excursion, il faut suivre une petite allée après avoir quitté la Roche-aux-Dames, puis un chemin fréquenté en s'éloignant de l'Andainette et dans la direction d'une ligne unissant la Roche-au-Loup et la Roche-aux-Dames, et on aperçoit bientôt un curieux groupe de rochers, la Roche a Susco.

C'est dans une anfractuosité de ces rochers que s'était refugié un habitant de la commune de Champsecret, surnommé Susco, pour échapper aux poursuites dirigées contre lui pendant la Terreur Blanche.

Un jour, à la même époque, le maréchal Grouchy chassait à courre dans la vallée du vivier du Roy, lorsque le cerf affolé se précipita du haut de la Roche-aux-Dames et se tua dans sa chute. Grouchy croyant assister à la curée accourait à cheval, lorsqu'il aperçut Susco disputant la bête à ses chiens. Pris de pitié, il lui abandonna le cerf en lui disant : « Tais mon nom, je tairai le tien ». Susco remonta sa proie sur le rocher de la Roche-aux-Dames, d'où il n'eut plus qu'à la laisser tomber dans sa grotte. Grouchy garda le silence sur la retraite de ce pauvre fermier qui vécut longtemps encore au milieu des bois, et ne se décida que dans sa vieillesse à rentrer à Champsecret, où il mourut.

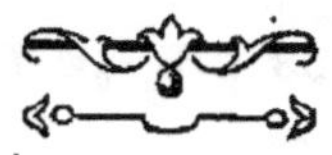

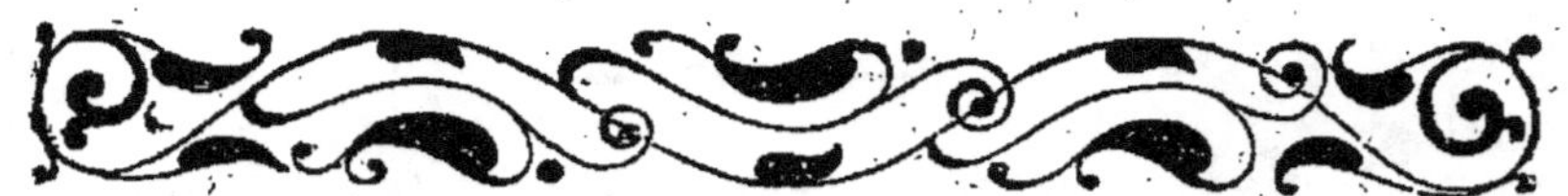

Saint-Michel-des-Andaines

LE ROCHER BROUTIN

Prendre la route de l'*Etoile*, puis à droite en face l'entrée du parc du Gué-aux-Biches, celle qui conduit directement au bourg de Saint-Michel-des-Andaines.

Saint-Michel est une petite commune de 556 habitants ; au sommet du clocher de son église, on remarque une statue de St-Michel terrassant le dragon.

Continuer la route de la Ferté-Macé jusqu'à l'extrémité d'une grande côte et s'engager dans un sentier généralement mal entretenu qui vous conduira aux *Rocher-Broutin*. C'est un plateau couvert de bruyère, d'où l'on découvre un très bel horizon.

Revenir à Bagnoles par le même chemin, à moins qu'on ne veuille continuer la promenade jusqu'à la Ferté-Macé.

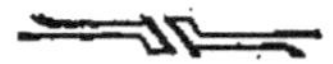

La Ferté-Macé

Chemin de fer. — 8 kil. — Trajet en vingt minutes. — 1re cl., 0,90 ; 2ᵉ cl., 0,60 ; 3ᵉ cl., 0,35.

Omnibus. — De la gare en ville, 0,30.

Postes et télégraphe. — Téléphone : Grande-Rue.

Marché. — Le jeudi.

Chef-lieu de canton de l'arrondissement de Domfront, ville manufacturière, *La Ferté-Macé* compte une population de 7.775 habitants.

Grâce à ses rues étroites, à la teinte à peu près uniforme de ses maisons en granit, La Ferté-Macé a conservé l'aspect moyen-âge ; on y voit cependant quelques maisons modernes qui ne manquent ni d'élégance, ni de goût.

On arrive directement au centre de la ville par la rue qui descend à gauche de la gare, près du petit square où a été élevé un monument commémoratif de la guerre de 1870.

Au milieu de la place du *Marché* une fontaine monumentale surmontée d'une statue représentant Diane de Gabies a pris l'emplacement de la margelle d'un puits qui faisait la joie des enfants et la terreur des parents ; à l'une de ses extrémités s'élève l'*église* bâtie depuis trente et quelques années, dans un style où figurent les éléments les plus bizarres.

Les murs de cette église présentent un aspect bariolé dû à d'immenses losanges composés de granit, de calcaire, de briques et de pierres d'ardoises ; pour l'ornementation intérieure, on a choisi le style de la sculpture byzantine, ainsi que pour l'autel en cuivre doré, orné de bas-reliefs fixés par des cabochons aux couleurs les plus variées. On remarque dans la chapelle de l'abside une jolie mosaïque, et une belle vierge par Et. Leroux.

La *vieille église* qui date du xiiᵉ siècle et dont il ne reste que la tour et le chœur, sert de sacristie.

L'ancienne mairie qui avait conservé quelque chose de la physionomie des habitations du xviᵉ siècle est disparue et heureusement remplacée par un édifice à la fois gracieux et sévère, se rapprochant du style Louis XIV.

Cet hôtel-de-ville a été construit sur les plans de MM. Küpfer et Lepeigneux architectes, élèves de l'Ecole des Beaux-Arts de Paris, après un concours qui fut jugé par trois des premiers architectes de France, MM. Pascal, Roux et Boileau.

Dans cet hôtel-de-ville, le Conseil municipal a aménagé un Músée Ornais, qui, grâce au dévouement infatigable du sympathique maire de la Ferté, M. de la Raillère, promet d'être curieux et intéressant pour l'art et l'histoire de notre département ; une salle a été réservée également pour la Bibliothèque si riche en livres précieux et rares du regretté M. de Contades.

Les protestants s'emparèrent de la ville de la Ferté-Macé en 1574 ; elle ne tarda pas à être reprise par le comte de Matignon. Pendant la révolution, elle fut également occupée par le chef vendéen de Frotté.

Hôtels : hôtel du Cheval noir, grande rue, près la place du *Marché*. — Hôtel du Petit Turc, route de Rasnes. — Hôtel du Grand Turc, rue Saint-Denis.

Café : Ancien café Mallet, Fortier, successeur.

Couterne-les-Bains

Chantepie— La Bermondière — Monceaux

Pour se rendre à Couterne-les-Bains, traverser le bourg de Tessé-la-Madeleine, suivre la route de Tessé-Froulay jusqu'au petit bourg d'où l'on découvre un splendide panorama formé par les coteaux de la Mayenne, descendre à gauche une côte rapide et bientôt apparaîtra brusquement la charmante bourgade de Couterne.

Couterne-les-Bains (1337 habitants) se trouve situé au confluent de la Mayenne et de la Vée, et possède deux voix ferrées ; celle d'Alençon à Domfront et celle de Couterne à Briouze.

Le bourg est traversé par l'ancienne route départementale d'Orléans à St-Malo et celle de Lassay à Vimoutiers qui se coupent à peu près à angle droit ; il est bien bâti et offre à la curiosité du touriste un joli boulevard qui conduit à la gare, et une nouvelle Eglise.

Cette église, du style ogival du treizième siècle le plus pur, présente la forme d'une croix latine ; sa nef principale est séparée des deux collatéraux qui se prolongent autour du chœur par de grandes arcades que soutiennent de gracieuses colonnes muro-cylindriques, et les chapiteaux sont ornés de feuillages et de fleurs admirablement sculptés.

L'autel, un véritable chef-d'œuvre de bon goût, est en marbre blanc et rose.

Cette visite terminée, il faut prendre à gauche, au grand carrefour, la route d'Haleine, et au delà de la ligne du chemin de fer, on ne tardera pas à remarquer le beau parc de Chantepie traversé dans toute sa longueur par les eaux de la Mayenne, puis le château parfaitement restauré il y a quelques années par M. le Marquis de Malterre qui en a fait une charmante résidence.

Revenir à Couterne, continuer la route d'Alençon au delà du bourg, descendre une petite côte, et après avoir passé au milieu d'une futaie, on apercevra sur la droite le château de la Bermondière et ses beaux ombrages.

Situé sur la rive gauche de la Mayenne, au sommet d'une colline abritée au nord par des châtaigniers et des hêtres absolument remarquables, le château de la Bermondière a été bâti en 1780 par M. Jarosson qui après la mort de son fils, institua Réaumur pour son légataire universel.

Le célèbre physicien habita ce domaine pendant plusieurs années et y mourut en 1858. Il fut enterré dans l'ancienne église de St-Julien-du-Terroux où une plaque de marbre indique le lieu de sa sépulture.

Après la mort de Réaumur, la Bermondière fut vendue à M. Louis de Barberé dont les châtelains actuels, le comte et la comtesse de Plessis d'Argentré sont les descendants.

On pourra prolonger cette excursion en continuant la route jusqu'au bourg de Méhoudin ; et en prenant sur la main gauche une côte qui entre parenthèse est assez pénible à gravir, puis à son sommet sur la droite, une allée bordée de hêtres magnifiques sur une longueur d'environ douze cents mètres, on pénétrera dans la cour du château de Monceaux, ancienne capitainerie construite sous Louis XV.

Monceaux a aussi sa légende. « Une fée malheureuse avait passé par là alors que ce château n'était qu'une pauvre chaumière ; suppliante, la pauvre fée avait demandé la permission de faire sa soupe, aux paysans qui se chauffaient. L'hospitalité normande n'a jamais failli, et les pauvres gens qui n'avaient qu'une terrine pour toute vaisselle, l'offrirent aussitôt. En quelques instants la soupe fut cuite et servie ; chacun en eut sa part dans la maison ; mais elle était si succulente que si la terrine n'eut pas été vide chacun en eut redemandé. La fée s'en aperçut, et poussa la reconnaissance jusqu'à faire un miracle. On servait toujours de la soupe, et il y en avait toujours.

Pour échapper à la stupéfaction, à l'admiration et aux demandes des intrigants des alentours, la fée partit aussitôt en leur disant : « Merci de votre bonne hospitalité. Conservez toujours cette terrine, laissez-la au coin du foyer où je me suis assise ; ne manquez jamais de lui faire sa soupe, et il vous arrivera toutes sortes de bien ».

Ne pouvant plus donner de palais, de royautés, cette fée s'était contentée d'accorder à la vieille terrine le pouvoir de réveiller tous les habitants de la maison de très grand matin, et elle confia cette faveur à l'oreille du maître.

Ce dernier n'en abusa point, mais chaque soir, il ne manquait pas de dire : « Terrine réveille nous matin.... » Alors bien avant le lever du soleil, bêtes et gens étaient au travail et l'humble chaumière devint une grande ferme. Puis le maître se construisit un logis et planta les hêtres qui font l'admiration du pays.

Mais 93 alluma dans la contrée le flambeau de la guerre civile, les bleus vinrent frapper à la porte du petit castel ; et tout fut pillé brisé, dans la maison. Infailliblement la terrine eut le sort commun, car je ne sache pas qu'à Monceaux on soit plus matinal qu'ailleurs.

Mais laissons là la légende et pensons au retour.

Il pourra s'effectuer par la route quittée tout-à-l'heure, en continuant jusqu'au deuxième chemin à gau-

che qui nous aménera à Notre-Dame-de-Lignou ; ou
bien encore on reviendra sur ses pas jusqu'à Couterne, et de cette localité on regagnera Bagnoles par
la voie la plus directe, qui permettra de revoir le
château de Couterne.

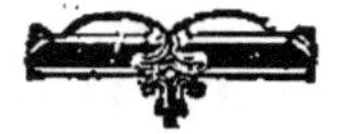

Les Gorges d'Antoigny

Notre-Dame de Lignou

Au sortir de Bagnoles, prendre la route de la Ferté-Macé et la suivre jusqu'à sa jonction avec la route de Couterne, puis obliquer sur la droite, et s'engager dans un chemin forestier qui, après un parcours de trois kilomètres environ, conduit à une petite vallée séparant la forêt de la Ferté-Macé des Bois de Magny.

Dès que l'on sera arrivé à un ruisseau, il faudra descendre par un chemin pittoresque vers l'étang et les gorges d'Antoigny.

Tout-à-conp, le pays prend un aspect sauvage qui contraste singulièrement avec le riant paysage de Bagnoles.

Les rochers émergent par de petites masses, puis

s'amoncellent les uns sur les autres ; pas de végétation, tout est aride. De l'autre côté, la route longe un étang bordé par la forêt et fournissant la force motrice à une usine bâtie à l'une de ses extrémités.

On se dirigera maintenant vers Antoigny, petit village de 402 habitants situé à deux kilomètres seulement. En face de son église qui ne possède rien de remarquable, on prendra la route conduisant à une petite chapelle, et 400 mètres plus loin on se dirigera sur la droite pour atteindre Notre-Dame-de-Lignou.

La *Chapelle de Lignou* surmontée d'une flèche se terminant par la statue dorée de la Vierge est un lieu de pèlerinage très fréquenté, et voici la légende que l'on raconte dans le pays à l'occasion de sa construction.

« Il y avait dans cet endroit et dans ce temps-là un gros buisson d'épines blanches et un sentier qui passait à côté. Il y avait aussi un certain soir, ce soir là, un gros Normand attardé qui revenait à Lignou de Briouze. Fort étonné d'entendre quelques soupirs s'échapper, il s'arrêta et vit à la clarté de son falot, au fond du gros buisson, la vieille statuette en bois noircie, et grossièrement dorée, devant laquelle il s'agenouillait chaque dimanche à la messe ; grande fut sa joie de retrouver l'image qui depuis quelque temps avait quitté sa niche. Persuadé que quelques vauriens l'avaient jetée au fond des ronces et des épines, il la rapporta, le soir même, à son curé, qui la remit en place en sa présence.

Quelle fut sa surprise en repassant plus tard d'entendre

les mêmes soupirs s'échapper du même buisson. Il se disposait à enlever la vierge de nouveau, lorsqu'elle le pria de la laisser dans cet endroit « qu'elle aimait et qu'elle avait choisi pour sa demeure ».

L'évènement fut aussitôt connu de la population de Lignou de Briouze, qui vint en grandes pompes, croix, bannières et jeunes filles en tête, pour reconquérir sa Vierge; mais celle-ci ne céda à aucun cantique.

Il fallut donc revenir, tristes et confus, plier les bannières et rentrer les croix. Ceux de Couterne ne manquèrent pas, l'occasion de s'approprier un pareil trésor. Ils lui construisirent une chapelle à l'endroit même où était le buisson d'épines blanches, qu'ils appelèrent *Lignou, afin de ne pas la changer*.

Pour regagner Bagnoles, on prendra à gauche le chemin qui descend à la route de Couterne à la Ferté-Macé, d'où l'on découvrira un très beau panorama, puis à droite la route qui passe devant le château de Couterne.

Distance parcourue : Quinze kilomètres.

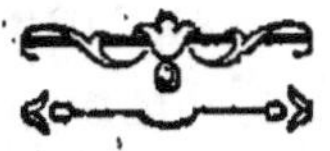

La Tour et le Camp Romain
de Bonvouloir

Juvigny-sous-Andaine.
La Chapelle Moche.

Suivre la route de Bagnoles à Juvigny-sous-Andaine jusqu'à la grille d'un jardin entouré de murs, un peu avant le village du Gué-Besnard ; prendre sur la droite un chemin de traverse, franchir une cour de ferme et tournant à gauche, on atteint après un kilomètre de marche, la Tour de Bonvouloir sur la lisière de la forêt d'Andaine.

Construit au 15e siècle par messire Guyon Eschirat, seigneur de la Palue, conseiller et maître d'hôtel du duc René d'Alençon, le château de Bonvouloir se compose d'une tour basse et d'une gracieuse tourelle bien décrite par Florentin Loriot.

« Nulle avenue ne l'annonce, nulle gentilhommière ne s'élève à côté d'elle ; elle n'a pour compagnie que la fougère qui jaunit et la bruyère qui se fane à ses pieds. Les souvenirs inquiets, qui jamais ne sommeillent et qui se précipitent en foule vers tout ce

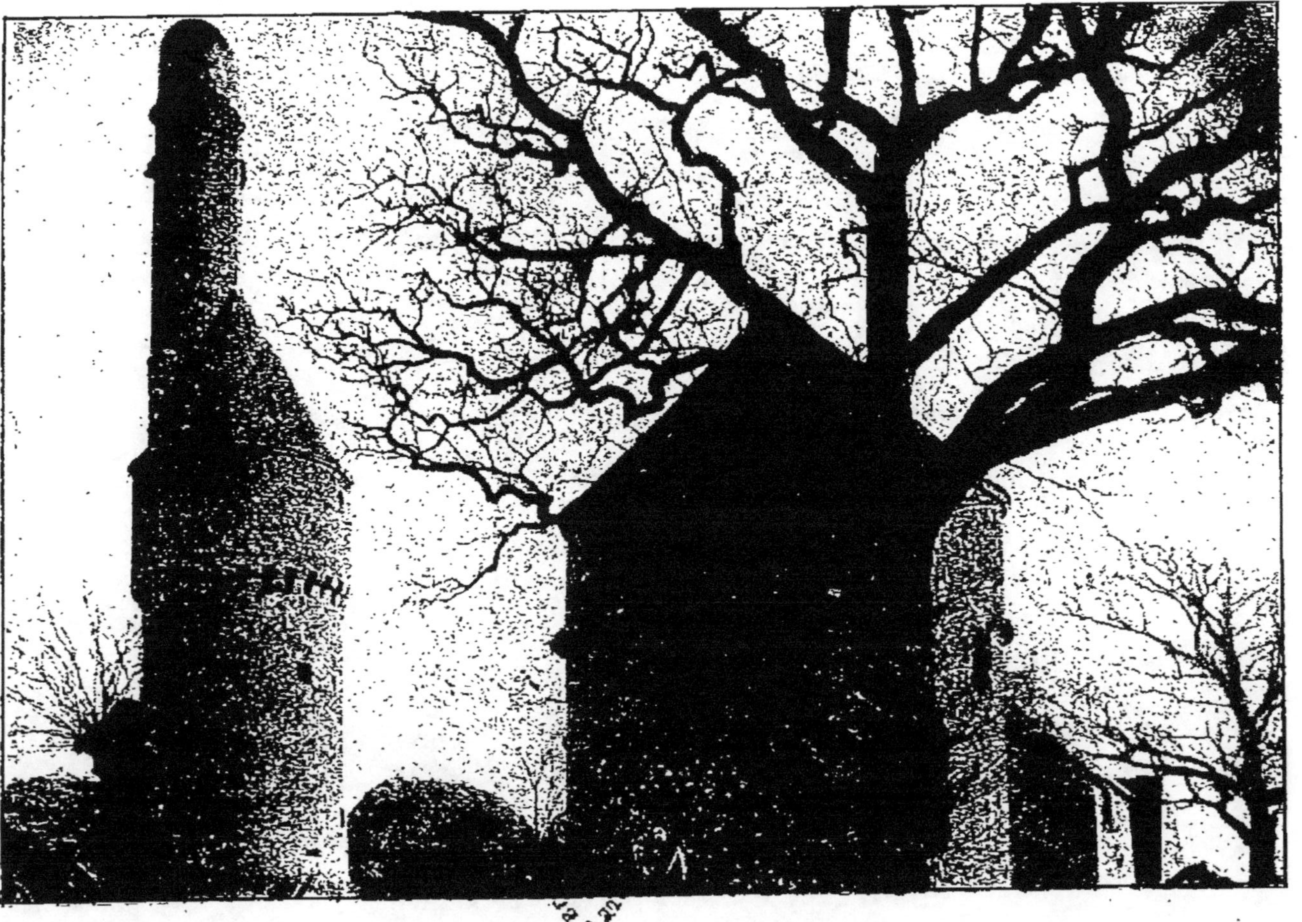

Cliché Chauvin

LA TOUR DE BONVOULOIR

qui, contemporain de leur temps, pourrait leur rendre un corps et leur donner la vie, battent de l'aile comme un vol de corbeau ou de gentilles hirondelles à l'aspect, de ce noir pilier, fruste comme eux et qui fait rêver. Il est comme ces menhirs des landes bretonnes que leur isolement fait grands et dont la majesté peu communicative sollicite la curiosité des chercheurs sans la satisfaire. Mais la tourelle est plus haute qu'un menhir ; son faîte arrondi dépasse les plus grands arbres ; sa cloche est en tête-à-tête avec les plus grands coteaux, son ombre penche au loin jusqu'à l'orée des bois. A son faîte, au dessous de la sablière, sont quatre *regardoirs* ouverts aux quatre points cardinaux et soulignés de noirs machicoulis. Elle est très grêle, elle a tout au plus quelques pieds de diamètre, et pourtant elle est pleine d'importance, elle ne ressemble en rien à une cheminée, elle a plutôt l'air d'un joli donjon, mince et fluet ; elle est fermée d'une porte de fer, elle est couverte d'une petite cloche en ardoise. »

On accède à la Tourelle par le premier étage de la tour basse à l'aide d'un escalier de vingt marches au-dessous duquel se trouve une prison sans issue où l'on peut encore lire sur les murs :

> *Adieu, tour dont les murs sombres*
> *Souvent m'abritèrent dans leurs ombres,*
> *Enfant.*

Au sommet de l'escalier, en ouvrant la porte de chêne garnie de lames de fer, on voit l'intérieur de la tourelle, et devant soi l'axe d'un escalier tournant dont

les marches sont éclairées çà et là par des jours disposés pour faire le coup de feu.

Près de la tour de Bonvouloir on remarque un
vaste rectangle entouré de murailles à fleur de terre
et de fossés peu profonds, et au milieu des côtés de
ce rectangle, des ouvertures orientées vers les quatre
points cardinaux, enfin un puits large et profond protégé par un entourage de blocs de granit sculptés.

La disposition de ces ruines paraît indiquer l'emplacement d'un ancien camp romain.

Maintenant, regagner la route et la continuer jusqu'à Juvigny-sous-Audaine

JUVIGNY-SOUS-ANDAINE, chef-lieu de canton, de 1336
habitants est très pittoresquement situé sur le sommet du coteau ; son église est remarquable par un
très bel autel et des peintures de valeur exécutées
par M. Chadaigne.

Au sortir de l'Eglise, descendre la côte rapide qui
vous conduira au bas bourg de la commune de Juvigny, prendre à gauche la route de Domfront à Alençon et arriver après un parcours de quatre kilomètres
à la Chapelle-Moche.

LA CHAPELLE-MOCHE, commune de 1926 habitants, du canton de Juvigny, ne présente rien d'absolument intéressant si ce n'est une très belle église,
et quelques jolies habitations.

Pour rentrer à Bagnoles, prendre à gauche au
milieu du bourg une rue à l'extrémité de laquelle on
trouvera sur la droite la route de Tessé-la-Madeleine
qui passe à côté de belles carrières de granit.

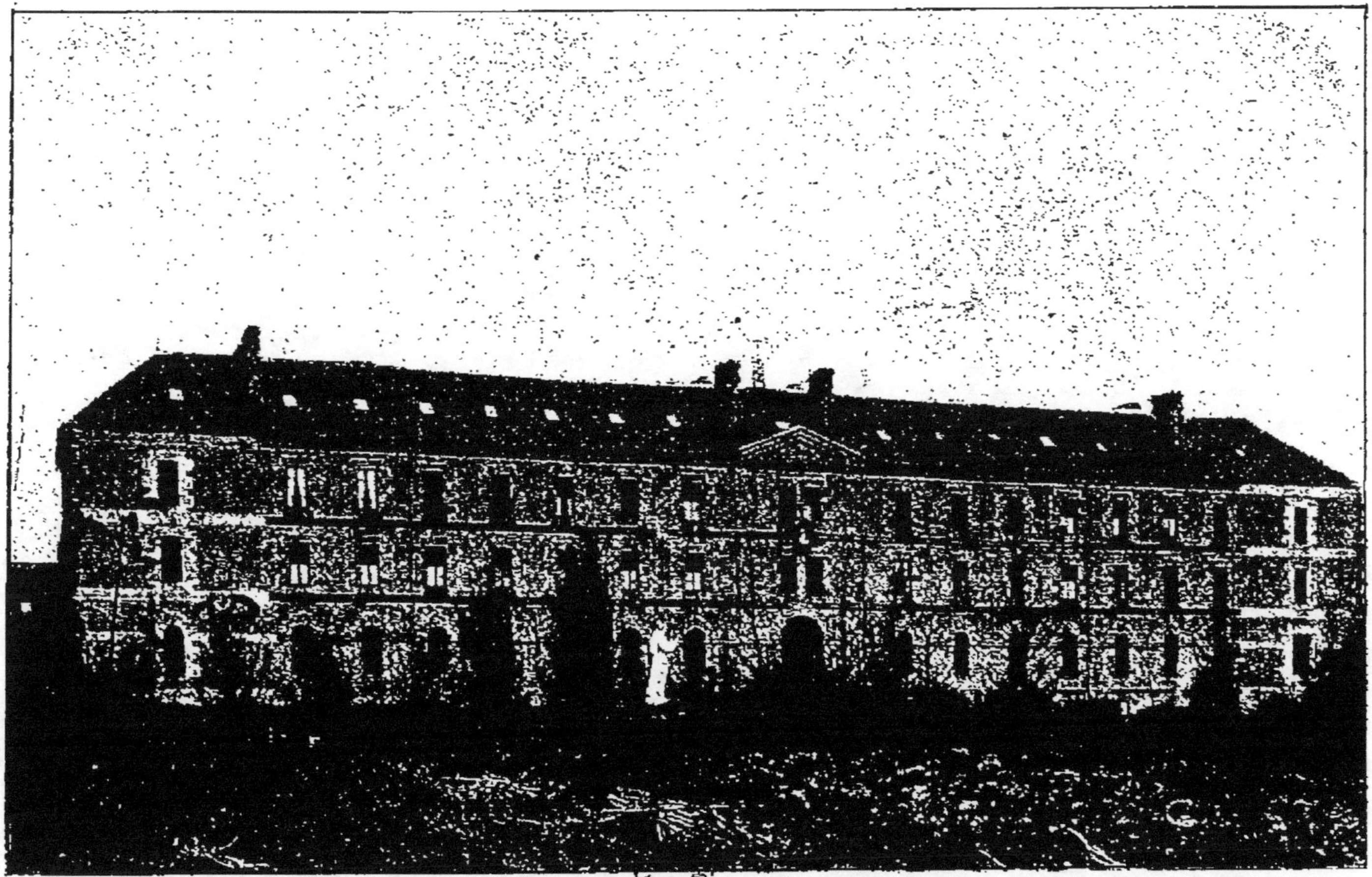

Cliché Chauvin

PERROU — ÉTABLISSEMENT DES SŒURS FRANCISCAINES

Inkermann - La Roche Cropet

De Bagnoles, aller d'abord à la Croix Gauthier; de là on arrive au lit de la Gionne, et puis un peu plus loin, c'est Inkermann.

La ferme de ce nom est de date récente par suite de la mise en valeur de terrains défrichés, grâce aux soins et à l'activité de M. Brodin à la porte de qui, à La Chapelle-Moche, se balançaient autrefois les pannonceaux du notariat.

Ce ne sont pas seulement ceux qui ont un faible pour l'agriculture qui seront à leur affaire à Inkermann, le seront aussi tous ceux que la nature inté- resse et dont l'âme vibrera à l'accord devant ce paysage enchanteur, où rien ne vient interrompre la rêverie, car l'ancienne route de Domfront dite sur les cartes d'Etat-major « Route du faîte » abandon- née aujourd'hui, est à peu près inaccessible aux voitures et aux cyclistes; les uns s'en plaignent, les autres s'en réjouissent, ce sont ceux pour qui le pittoresque constitue un nouvel attrait.

Arrivés là, les gens fatigués rentrent à Bagnoles, les autres poussent jusqu'à la Roche-Cropet.

Après avoir traversé la route forestière conduisant à droite, à l'Etoile, à gauche à Lessart, on s'engage sur la route de Juvigny ; à gauche, sur un petit monticule on aperçoit bientôt la Tour de Bonvouloir puis à un carrefour de routes, le Roche Cropet et la Chapelle Sainte-Geneviève.

En dehors des beautés du paysage, ce petit oratoire n'offre rien de bien particulier, et l'archéologue en tournée y serait pour ses frais de route.

La Roche Cropet est une réunion de blocs de rochers, et sur cet amoncellement, comme une table est posée une grande pierre plate, du haut de laquelle la Baroche et Lucé apparaissent aux feux du couchant dans un irradiement de vitrail.

De là, on rentre par Juvigny-sous-Andaine et puis c'est Bagnoles où l'on goûte un repos bien gagné par dix-huit kilomètres de courses.

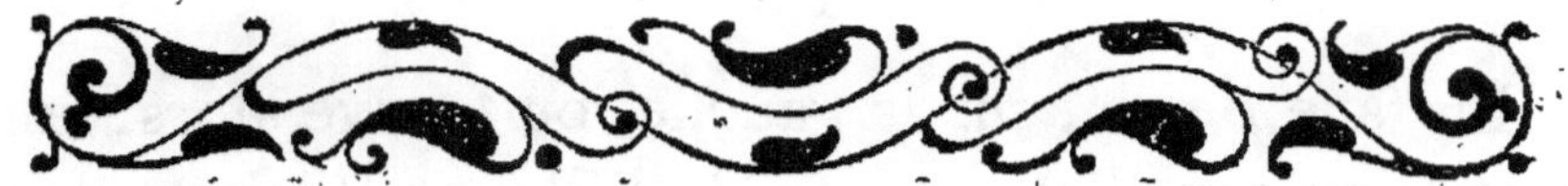

Promenade à Mille-Motte

Aller à Mille-Motte, n'est point faire du Touris-me, encore moins une excursion, ce n'est qu'une simple promenade, *a march* comme on dit au Canada, mais quelle délicieuse promenade à laquelle l'absence absolue de fatigue donne un charme de plus.

La route? Tout le monde vous l'indiquera : l'allée du Dante, la route jusqu'au pont du chemin de fer, puis tourner devant l'Hôtel de Normandie, et suivre l'avenue.

Tout le long de la route, ce ne sont que villas de tous styles jusqu'aux jardins entourant les bâtiments du Crédit Foncier.

Arrivé au passage à niveau, on traverse la ligne du chemin de fer, puis par une rampe courte et douce on rejoint la route de Couterne à la Ferté-Macé.

En face de soi, sur la gauche, on trouve alors, une *mussée* suivant l'expression de l'Ille-et-Vilaine, dans la haie qui court en bordure de la route, et l'on va droit devant soi jusqu'à ce qu'on arrive en haut des carrières de M. Foubert. Là, comme partout à Bagnoles, le paysage est enchanteur et merveilleux ; sur sa palette aux richissimes coloris, dame Nature a pris ses plus beaux tons, et comme le vert repose la vue, on peut s'en régaler à cœur joie.

En suivant le bord de la carrière on arrive à un chemin d'exploitation qui ramène à la grande route, mais par contre, si l'on est bon marcheur et que l'on veuille faire un tantinet d'entraînement, on n'a qu'à tourner à gauche et l'on rejoint Bagnoles par un crochet d'environ deux lieues qui fait passer devant le château de Couterne.

Il y a donc, en allant à Mille-Motte, la route des convalescents et celle des gens complètement rétablis, les uns et les autres ne pourront qu'y trouver plaisir et santé.

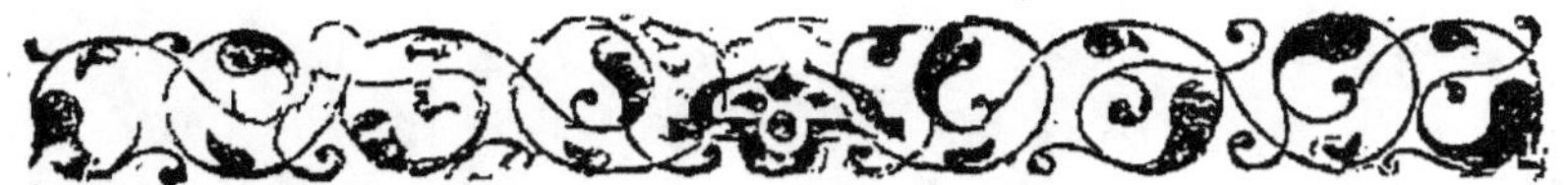

L'allée couverte de la Bertinière

SAINT-MAURICE-DU-DÉSERT

Prendre la route de Bagnoles à Saint-Michel-des-Andaines, et à gauche en face l'Eglise de cette localité, la route de la Sauvagère.

A une petite distance au-delà de Saint-Michel, on remarquera sur la main gauche au milieu des arbres, une petite chapelle et un manoir appartenant à M. Bobot, curé de la Ferrière-aux-Etangs ; plus loin du même côté, mais en suivant une autre route pendant une centaine de mètres, l'Etang de la Forge qui intéresse tout particulièrement les chasseurs, car c'est là que se font prendre la plupart du temps les cerfs poursuivis par la magnifique meute de MM. De Larochefoucauld et d'Olliamson.

Revenir sur ses pas, se rendre au bourg de la

Sauvagère, prendre à gauche la route de Flers, et en face des ruines d'une petite chapelle circulaire le chemin conduisant à une ferme dont on longera les bâtiments à l'extrémité desquels se trouve le sentier du monument mégalithique de la Bertinière.

Le monument de la Bertinière, connu encore sous le nom de la « Grotte-aux-Fées, » est unique dans nos contrées, peut-être même en Normandie. Découvert par M. l'abbé Richer, dégagé en 1880 sur l'initiative de M. le comte de Contades, des arbustes et de la terre qui le recouvraient, signalé à la Société des Antiquaires de France par Louis Duval, ce monument représente une sorte d'allée couverte longue de quatorze mètres, large de un mètre cinquante, aboutissant du côté de l'orient à une vaste chambre.

Ce singulier monument est considéré aujourd'hui comme une chambre funèbre et une allée destinée aux morts qui menaient une existence invisible et souterraine d'après les croyances des peuples primitifs.

Reprendre le chemin déjà parcouru jusqu'au bourg de la Sauvagère et suivre ensuite la route de St-Maurice-du-Désert.

St-Maurice-du-Désert est une petite commune de 730 habitants remarquable seulement par un vieux logis normand du XVII° siècle entouré d'un des plus beaux parcs du pays. A l'entrée de cette habitation se trouve un portail où on lit la date de 1666 ; il est flanqué de deux pavillons garnis de meurtrières.

C'est là qu'habitait l'ancien président de la société archéologique de l'Orne, M. le Comte G. de Contades dont la mort prématurée a été un deuil pour cette contrée où il ne comptait que des amis.

M. de Contades a publié un grand nombre d'études sur l'histoire locale ; on lui doit notamment, une notice sur la commune de la Sauvagère, une notice sur la commune de St-Maurice, Rasnes, histoire d'un château Normand, la Grotte aux Fées de la Bertinière, etc.

M. de Contades n'était pas seulement un écrivain de valeur, mais aussi un amateur des livres précieux et rares qu'on aura plaisir à retrouver dans sa merveilleuse bibliothèque léguée à la ville de La Ferté-Macé.

Rentrer à Bagnoles par Saint-Michel-des-Andaines pour traverser une charmante région connue autrefois sous le nom de Forêt-de-Gestel, et dont il ne reste plus que le bois de Gestel.

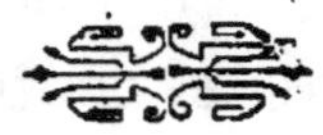

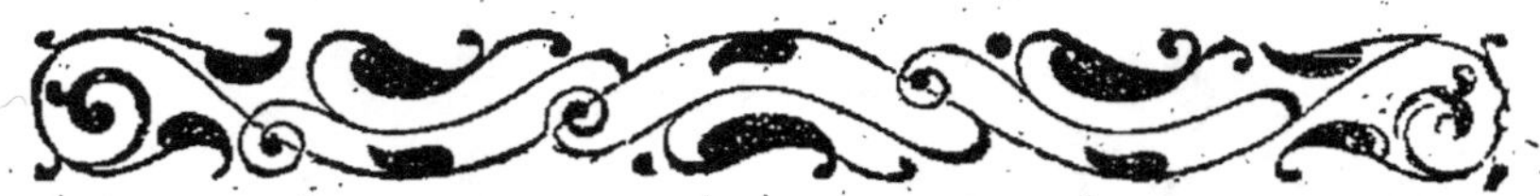

La Ferrière-aux-Étangs (1)

1100 habitants. — Poste et télégraphe. — Chemin de fer à Briouze, 13 kil. — Flers, 11 kil. — Messei, 6 kil. — Le Châtellier, 5 kil. — Saint-Bômer, 7 kil. — Domfront, 13 kil. — La Ferté, 16 kil. — Bagnoles, 17 kil. 500 m.

En dehors de l'église (XVIIe siècle), qui est sans caractère architectural, mais où l'on peut voir une chasuble et divers ornements, faits avec une robe de cour de la Reine Marie-Antoinette et auxquels on attribue une grande valeur, le bourg ne possède aucun monument et n'offre en lui-même rien d'intéressant : mais il peut, grâce à des alentours d'un charme pittoresque, être le centre d'agréables excursions.

Ainsi on peut, de là, visiter :

La chapelle Sainte-Anne, à 500 mètres, vers le

---

(1) Ce chapitre est dû à l'obligeance de M Adigard avocat à Domfront, auquel nous adressons nos remerciements.

Nord-Ouest. Suivre la route de Flers que l'on quitte en face de l'hospice dirigé par les Franciscaines de Perrou, pour prendre, à gauche, un petit chemin qui à travers des carrières de grès, mène tout droit à la chapelle. Du chevet de celle-ci, bâtie sur un rocher, on découvre une belle vallée, au fond de laquelle Domfront et son vieux château se profilent à l'horizon avec, comme arrière-plan, les collines de la Manche et de la Mayenne.

La promenade du Brûlé. — Le Brûlé est la colline qui, au Sud, domine le bourg. Le sommet, où un beau calvaire, aux statues de granit est érigé, offre une vue aussi variée qu'étendue ; on distingue une vingtaine de clochers, plus ou moins cachés dans les grands arbres dont le pays est couvert. L'ascension, d'ailleurs très courte, se fait par un chemin en pente douce, qui part de la route de Domfront. Du calvaire, un petit sentier mène à travers les bruyères et les sapins, (200 mètres), à la *Roche du Bois* d'où l'on a un fort beau coup d'œil sur les bois de la Haye et la forêt d'Andaine, Dompierre, Banvou, Saint-Bomer, etc.

Les mines de fer. La puissante Société des Hauts-Fourneaux, Forges et Aciéries de Denain et Anzin prépare en ce moment (juin 1901) une exploitation intensive du minerai de fer carbonaté dont elle a, par de coûteuses recherches, démontré l'existence en masses profondes depuis le Mont-en-Géraume jusqu'au Châtellier, dans la chaîne de collines qui traverse la commune, du Sud-Est au Nord-Ouest.

Des travaux considérables, qui demanderont plusieurs millions et augmenteront singulièrement la richesse et l'animation de ce pays, vont être entrepris par elle : galeries d'extraction et d'exploitation, fours de calcination, chemin de fer allant rejoindre à St-Bômer la ligne de Caen à Laval, usines d'électricité, etc.

Dès maintenant on peut trouver quelqu'intérêt à visiter ses installations provisoires placées dans le joli vallon de la Fieffe, et à voir, dans les galeries et descenderies, fonctionner les perforatrices électriques, machines puissantes qui sont pour la première fois employées en France.

Prendre à pied, immédiatement à la sortie du bourg, vers Domfront, un chemin pittoresque qui, après un seul détour à droite, mène directement à la Fieffe. Trajet : 1800 mètres. (Demander une autorisation soit à M. l'Ingénieur, soit au maître-mineur de service). On peut combiner cette promenade avec celle du Brûlé.

Le château de Dompierre (XVIIIe siècle), situé sur le penchant d'un coteau, n'a guère d'intéressant que les escaliers de ses anciens jardins et ses belles caves voûtées. Il a successivement appartenu à Berryer, l'aide et l'ami de Colbert, à l'oratorien Fouquet, fils du Surintendant, au maréchal de Belle-Isle, à Dupleix, et fut jadis une demeure somptueuse ; mais un incendie en mars 1731, les pillages de septembre 1792 et de longues années d'abandon en avaient fait presqu'une ruine : le propriétaire actuel le fait restaurer. Eglise du XVIIe siècle, au bourg de Dompierre. Trajet : 4 kilomètres.

Les rochers du Châtellier, imposantes masses de grés quartzite, d'où la vue s'étendant sur un magnifique horizon, peut compter quatorze clochers. Sur le plateau une vieille chapelle (jadis pélerinage fréquenté) et les grands arbres qui l'entourent, forment un charmant tableau.

Pour aller de la Ferrière aux Roches du Châtellier, se rendre d'abord à Banvou (2 kil.), dont l'église neuve s'élève sur un carrefour que traversent neuf chemins. On peut de là :

Soit gagner directement le petit bourg du Châtellier (3 kil.) situé près des Rochers : (cette route a le désavantage d'offrir de fortes pentes, mais permet d'arriver en voiture jusque sur le plateau) ;

Soit prendre la route de Messei, qui traverse le bois de ce nom ; au passage à niveau de la ligne de Caen à Laval (2 kil. 500), laisser voitures ou bicyclettes et monter jusqu'à la Chapelle par un sentier qui serpente à travers les roches.

Il existe un chemin qui mène directement de la Ferrière aux roches du Châtellier, mais il n'est praticable que pour les voitures à deux roues et les piéons ; passant à la Chapelle Sainte-Anne, dont il a été, plus haut parlé, il traverse le village de Piclouvette, la route de Banvou à Saires, longe le bois de Messei et rejoignant l'itinéraire ci-dessus, aboutit au même passage à niveau : trajet total : 4 kil. 200.

La ferme modèle de Dieufit : appartient à M. Gévelot, député, qui l'a fondée en 1862 et a converti en bonnes cultures plus de 500 hectares de bois ; placée dans un site agréable, elle est fort intéressante à visiter au point de vue de son installation, de sa machinerie et de sa tenue qui sont un bel exemple de progrès agricole. Distance : 4 kil.

Routes. — Il n'y a pas une route directe de Bagnoles à la Ferrière. Il est fortement question de prolonger jusqu'à ce dernier endroit le chemin vicinal, dit *du Fatte*, dont la voie accidentée, mais qui montre de jolis paysages, traverse toute la forêt d'Andaine par le Gué-aux-Biches, le Carrefour des Cerisiers, le Mont-en-Géraume et la Lande-Menue. Ce prolongement donnerait à Bagnoles une communication directe avec Flers, et desservirait les exploitations minières, tant celles créées par la Société de Denain et Anzin, que celles projetées par d'autres Sociétés.

(Dès maintenant, du reste, on peut suivre cet itinéraire, mais arrivé aux sapins de Lande-Menue (11 kil. de Bagnoles) il faut gagner la ferme des Minières, et demander la permission de suivre le chemin qui la relie au bourg de la Ferrière (4 kil.) par la route de Flers à la Ferté. Des Minières, on peut aussi se rendre en voiture par un chemin nouveau, qui n'est pas encore très carrossable, à la mine de fer de la Fieffe (900 mètres). Il est encore possible, à Lande-Menue, d'arriver à la Ferrière par le chemin vicinal de Champsecret, à la Ferrière, (5 kilomètres).

Dans l'état actuel des choses, l'itinéraire le plus fréquenté est celui-ci : St-Michel-des-Andaines,

3 kil. 500 ; la Sauvagère, 5 kil. 200 : la Ferrière, 9 kil. ; au total ; 17 k. 500. (A 1700 mètres de la Sauvagère, un petit chemin conduit à *l'allée couverte de la Bertinière*, curieux monument mégalithique, qui est à gauche et tout proche de la route).

On peut, à l'aller ou au retour, passer, pour visiter Dieufit, soit par le *Signal de Charlemagne*, qui est un des points les plus élevés de la contrée, soit par le bourg de La Coulonche. On peut aussi de la Ferrière, rentrer à Bagnoles par Dompierre, Champsecret (manoir du XVIe siècle, au bourg) et l'Etoile (19 kil.)

Hôtels. — On trouve à la Ferrière, des tables bien servies à :

L'Hôtel du Cheval-Blanc (ancienne maison Mérou ; Moulin, successeur; cave renommée. Déjeûners et dîners, 2 fr. 50).

L'Hôtel des Commerçants (Meuriot-Lemarié ; Déjeûners et dîners, 2 fr).

L'Hôtel du Commerce (Décosse).

Une voiture publique fait deux fois par jour le trajet entre la Ferrière et la gare de Flers, en une heure quinze minutes. Départs : de Flers, à 4. 10 m. du matin, et 2 h. 10 soir ; de la Ferrière, à 9 h. du matin, et 6 h. 10 soir. On trouve aussi dans les hôtels des voitures particulières.

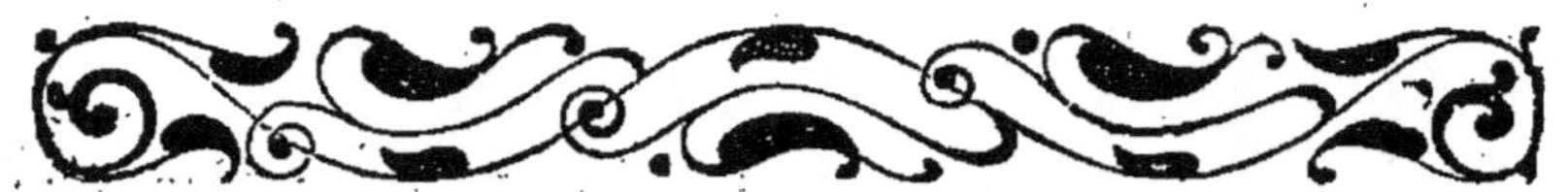

Sept-Forges

Cheviers. — Le Bois du Maine.

On peut faire cette charmante promenade par plusieurs chemins différents. Le plus pratique consiste à passer par les bourgs de la Chapelle-Moche et de Geneslay, d'où une route très intéressante conduit au bourg de Sept-Forges, en permettant de voir l'ancien manoir de Mebzon, bâti au XVe siècle.

SEPT-FORGES est une petite commune du canton de Juvigny-sous-Andaine dont le bourg coquet, « pittoresquement étagé sur la rive normande de la Mayenne », est remarquable par le clocher de son église, parfaitement décrit dans la *notice sur Sept-Forges et ses seigneurs*.

Le clocher de Sept-Forges « se compose d'une tour carrée flanquée à mi-hauteur et aux quatre angles de contreforts, et divisée en quatre étages sépa-

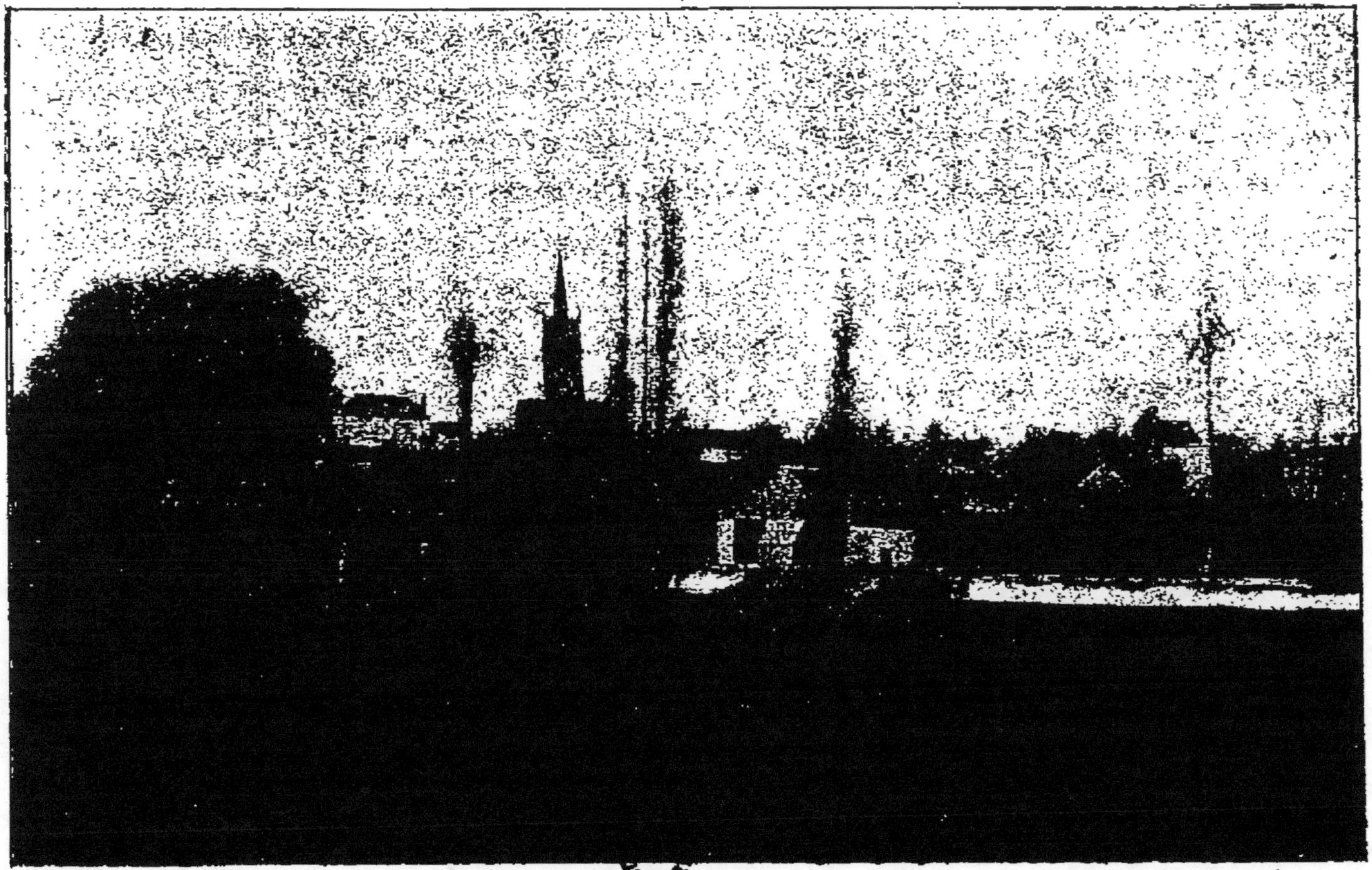

Cliché Chauvin

SEPT-FORGES

rés à l'extérieur par des corniches. Au rez-de-chaussée s'ouvre un portail avec un arc surbaissé surmonté
d'un arc en accolade, un écusson fruste entre les
deux. Le troisième étage, celui du beffroy, est percé
sur chaque face d'une double baie à plein cintre, pour
laisser échapper le son des cloches ; quant à l'étage
supérieur, il est formé de quatre pignons percés chacun d'une simple baie du même style, orné de ram-
pants et pourvus aux quatre angles de gargouilles en
pierre, le tout couronné par une flèche recouverte en
ardoises. Enfin comme aspect d'ensemble, il convient
de remarquer que, si les deux étages intermédiaires
sont en simple blocage, le rez-de-chaussée et les
quatre pignons du haut sont en pierres appareillées.
Tout cela sent bien son XVI⁰ siècle. Si l'on doutait d'ailleurs de l'époque à laquelle a pu être construit l'édifice
en question, il suffirait, pour être fixé à cet égard, de
considérer les statuettes que l'on voit encore sur le
faîte de trois des pignons, autour de la flèche, ainsi que
l'écusson qu'on peut distinguer sur l'un de ces mêmes
pignons, celui du nord, un peu au-dessus de sa baie.
Pendant en effet que deux des statuettes représen-
tent, l'une un Saint-Georges, l'autre un évêque,
allusion évidente à Georges de Chauvigné et à son
frère Christophe, l'évêque de Léon, tous deux seigneurs de Sept-Forges, qui vivaient au XVIᵉ siècle,
l'écusson de son côté, offre à sa partie supérieure
une mitre et porte : « d'hermines à deux fasces de
gueule, surmontés de trois tourteaux de même »,
armes de ces mêmes Chauvigné, en sorte que tout

concourt à prouver que c'est bien au siècle de la renaissance qu'a été construit l'incomparable clocher en question ».

Jusqu'à la Révolution, les Seigneurs de Sept-Forges habitèrent le château de Cheviers situé à une distance de trois kilomètres sur une petite route qui commence au milieu du bourg de Sept-Forges.

Cheviers mérite surtout une visite pour son parc admirable dont les accidents de terrain, les belles futaies de hêtres, la Mayenne qui le traverse dans toute sa longueur, font de cette région un site d'une grâce et d'une fraîcheur incomparables.

Revenir à Sept-Forges ; au sortir du bourg prendre la route de Lassay qu'on ne tarde pas à quitter après avoir passé un pont de pierres à plusieurs arches et le moulin de Sept-Forges, s'engager dans le petit chemin de Thubœuf pour arriver bientôt au château du Bois-du-Maine.

Le vieux Manoir comprend un important corps de logis avec toiture très aiguë, deux grosses tours dont l'une baignée à sa base par la Mayenne a conservé ses machicoulis, et dont l'autre présente des ouvertures modernes.

Le Bois-du-Maine fut occupé après la prise de Domfront, au début de la guerre de Cent ans, par les Anglo-Navarrais; Pierre d'Aigremont commandait la garnison.

Du Bois-du-Maine à Bagnoles le retour sera facile, en continuant la route de Thubœuf au bourg d'Haleine où l'on prendra le chemin de Tessé-la-Madeleine passant par Tessé-Froulay.

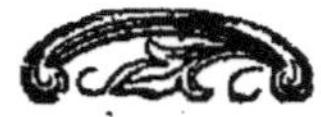

Magny-le-Désert

LES ROCHES D'ORGÈRES
Le Château de la Motte-Fouquet.

Sur la route de Bagnoles à la Ferté-Macé, s'engager à droite dans le premier chemin forestier, le
suivre jusqu'au chemin vicinal d'Antoigny à Magny-
le-Désert que l'on prendra à gauche pour se rendre
au bourg de cette petite localité, en passant devant
le logis de Durcet.

Magny-le-Désert est une commune du canton de
la Ferté-Macé qui n'offre d'intéressant à voir que son
église, dont les parties principales paraissent remonter
au XIVᵉ siècle.

En quittant Magny-le-Désert, suivre la route de

Lignières-la-Doucelle, et au-delà du chemin de la Motte Fouquet à Saint-Patrice-du-Désert, visiter le dolmen de la Pichardière qui se trouve dans le premier champ bordant le chemin de l'Etang de la Vie, et se compose d'une pierre plate élevée à une hauteur de un mètre cinquante et large de deux mètres.

Continuer ensuite la route en laissant à gauche le premier chemin conduisant à Orgères pour prendre le second, de façon à passer près du Rocher d'Orgères et de la Chambre de la Fée Couasnon.

« C'est là dans une salle taillée dans le roc et à ciel ouvert que les fées avaient élu leur domicile. Elles s'y tenaient constamment renfermées, et leur asile était impénétrable, et pour ainsi dire inaccessible, car on ne pouvait y arriver qu'en gravissant péniblement une sorte de marchepied pratiqué dans l'interstice des pierres. Leur chef nommé Couasnon était au milieu d'elles ; elle veillait à leur gouvernement et occupait une pièce que l'on désigne toujours sous le nom de Chambre à Couasnon.

« Bienfaisants génies de cette contrée, les fées d'Orgères restaient invisibles pour ses rares habitants, mais avaient-ils besoin d'un léger service, ils n'avaient qu'un appel à leur faire... Si un ustensile de ménage leur faisait défaut, si un instrument leur était utile, il leur suffisait d'un désir exprimé en ces termes : « Si j'avais celui des fées ! » et bientôt l'objet désiré se trouvait dans leur main, sans qu'on sut comment et par qui il avait été apporté.

« Souvent aussi lorsqu'un laboureur manquait de harnais et de bestiaux pour cultiver son champ, il avait recours aux fées. Pour obtenir leur intermédiaire, il n'avait qu'à aller la veille au soir au pied de la roche. A haute voix, il devait faire sa demande, en désignant le nombre de bœufs dont il avait besoin, et, dès le matin, il trouvait des bœufs noirs attelés à sa charrue et infatigables au travail, seulement il ne devait les appeler d'aucun nom sous peine de les voir devenir rétifs et disparaître laissant leur besogne inachevée. La journée finie, on les reconduisait à la Roche ; on mettait une pièce de monnaie sur leur joug, et, aussitôt ils disparaissaient.

« Ces récits légendaires de la Roche d'Orgères lui méritent une attention spéciale.

« La nature de ce rocher est de quartz secondaire, ce qui paraît étrange au milieu d'un sol entièrement granitique ». (Hippolyte Sauvage. — *Histoire manuscrite des communes du canton de Couptrain*).

Visiter ensuite la chapelle de Notre-Dame-de-Grâce que l'on trouvera avant le bourg d'Orgères. puis l'église de cette localité, et prenant la route à droite, on arrivera à la Motte-Fouquet.

Merveilleusement situé au milieu des grands arbres, le château de la Motte-Fouquet était habité avant la Révolution par un gentilhomme des environs de Falaise, M. de Falconer qui déjà vieux avait épousé l'arrière-petite-fille d'un maréchal de France, la belle Armande de Bezons.

Pour fuir l'ennui que lui causait sa solitude, Armande de Bezons se promenait de château en château dans une gracieuse litière, une sorte d'étroite berline à deux places que traînaient généralement des petits chevaux d'origine bretonne, connus sous le nom de *hurlotiers*. M. de Contades a retrouvé cette litière dans un grenier de pressoir et a publié une intéressante étude de ce curieux mode de locomotion.

A la fin de juillet 1789, des bandes de bûcherons et de charbonniers pillèrent le château de la Motte-Fouquet et jetèrent dans les flammes M. de Falconer qui retiré par ses fermiers, mourut peu de jours après.

Le château de la Motte-Fouquet est aujourd'hui inhabité et bien délaissé.

Pour le retour de la Motte-Fouquet à Bagnoles, suivre le chemin vicinal jusqu'à Magny, et de cette localité reprendre le chemin déjà suivi ou revenir par a Ferté-Macé.

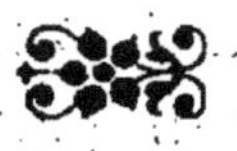

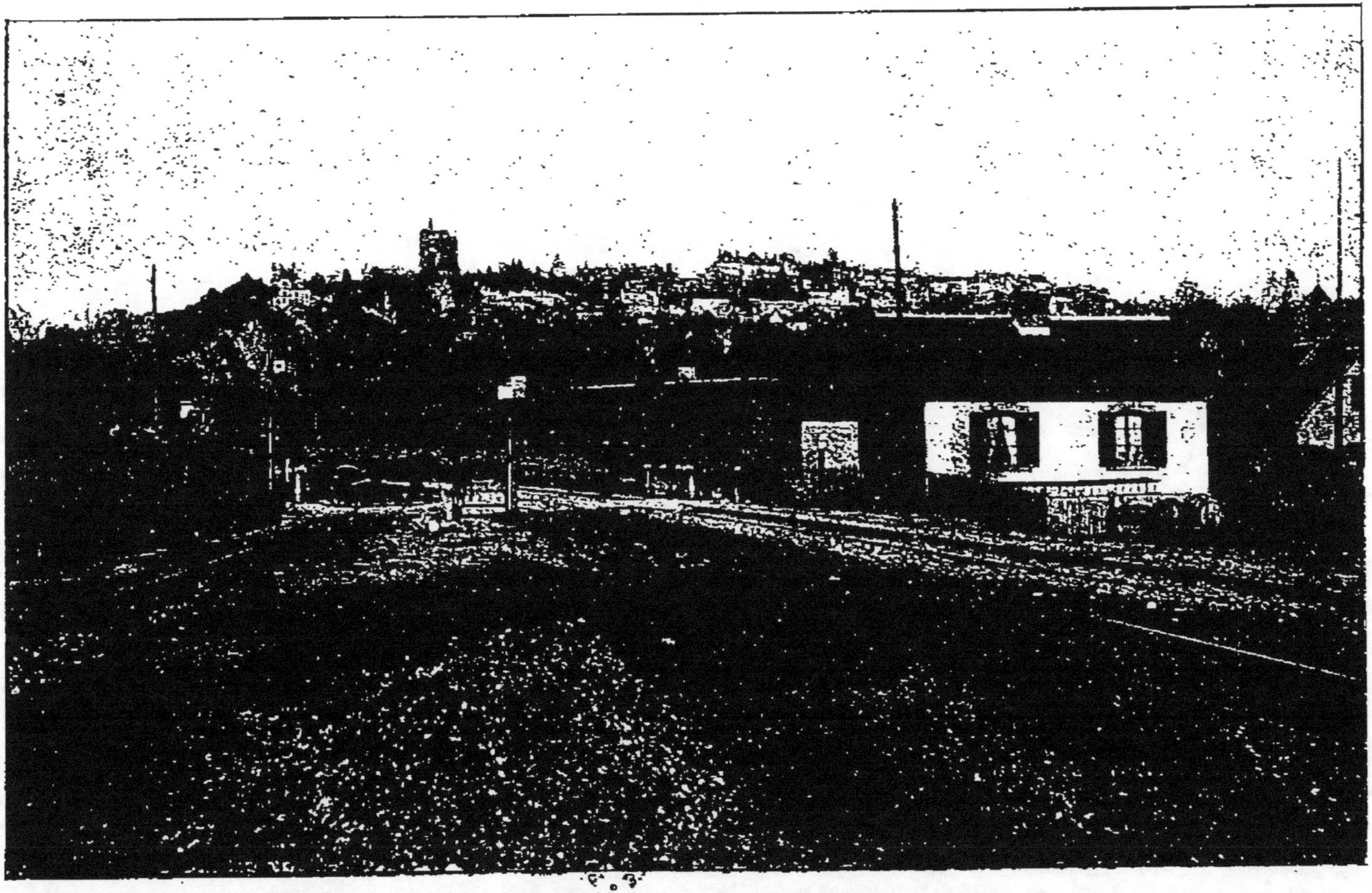

Cliché Chauvin

VUE GÉNÉRALE DE DOMFRONT

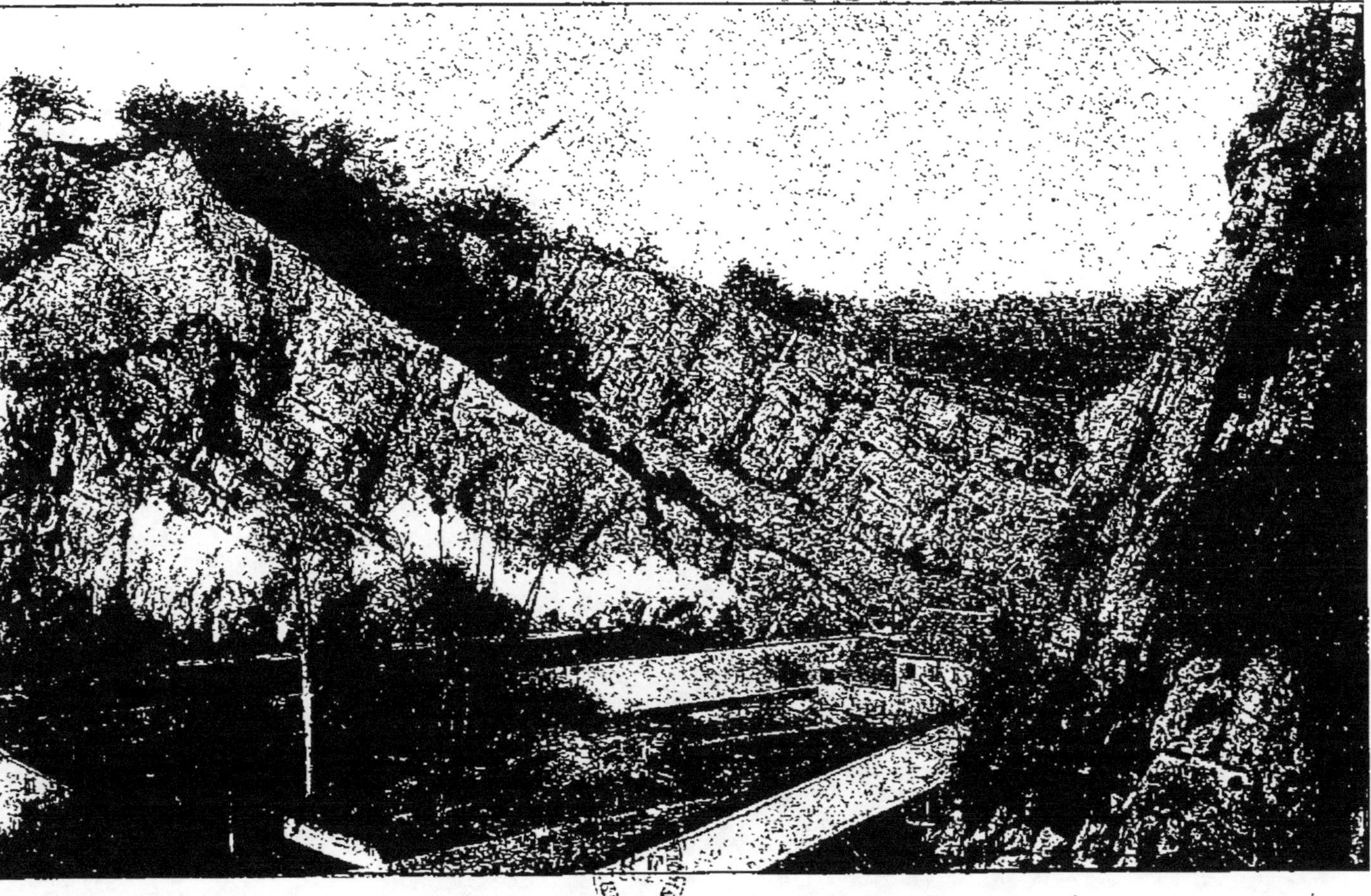

Cliché Galopin

DOMFRONT — LES ROCHERS

Domfront

Chef-lieu d'arrondissement, ancienne capitale du Passais,
4976 habitants. — Collège. — Caserne.
Moyens d'accès : Chemin de fer de Bagnoles à Domfront
par Couterne — 3 routes : par le carrefour de l'Etoile
(19 k. m.) ; par Juvigny-sous-Andaine (21 k. m.) ; par
Tessé-la-Madeleine et la Chapelle-Moche (24 k. m.).

De Bagnoles à Domfront, ce ne sont ni les routes,
ni les moyens de communication qui font défaut. Il y
a d'abord le chemin de fer, pratique pour les gens
pressés, mais un peu banal à notre époque de
cyclisme et d'automobilisme ; laissons-le aux gens
affairés et préférons les routes que fréquentent les
amateurs du tourisme et les partisans de la « *petite
reine* », en s'offrant, pour éviter toute fatigue, le luxe
d'une bonne voiture.

En quittant la cour de l'établissement, il faut passer successivement devant l'hôtel de Bagnoles, l'hôtel
de Paris, la Tanière, puis on rencontre une côte,

une descente, puis une autre côte suivie d'une autre descente, vraies montagnes russes naturelles, et dans quel décor ! la belle forêt d'Andaine, et nous voici au *rond-point de l'Etoile*, à six kilomètres 500 de Bagnoles. (Boîte de secours du Touring-Club de France).

Un poteau indicateur permet de reconnaître la route de Domfront, et on ne quitte cette forêt, une des plus pittoresques du bocage normand qu'à quatre kilomètres environ de Domfront, après avoir laissé sur la gauche l'avenue de sapins qui conduit à la ferme-école du Saut-Gautier. Le panorama change ; la campagne est merveilleusement belle avec ses vastes champs d'épis jaunissants. Alors que sur la droite, tout là-bas bleuit l'horizon diapré dans la buée opaline, Domfront, la féodale cité apparaît en face grandissant, alors que Champsecret, la petite patrie de La Touche et de Léandre, disparaît se cachant dans la brume qui monte de la forêt.

Nous voici arrivé : l'on comprend alors comment usant et abusant de sa situation remarquable, sur ce plateau rocailleux, l'ancienne capitale du Passais a pu jouer au moyen âge le rôle important que l'on sait lors des guerres qui dévastèrent la contrée.

Au loin, à perte de vue, en une houle et un roulis verdoyants comme une mer d'émeraude, la campagne ondoie, radieuse, sillonnée de routes, et dans la longue continuité d'épais feuillages, des villages et des hameaux piquent la note gaie d'hospitalières oasis.

Mais nous voici en ville et l'on met pied à terre : au centre, la rue des Barbacannes avec ses tours mons-

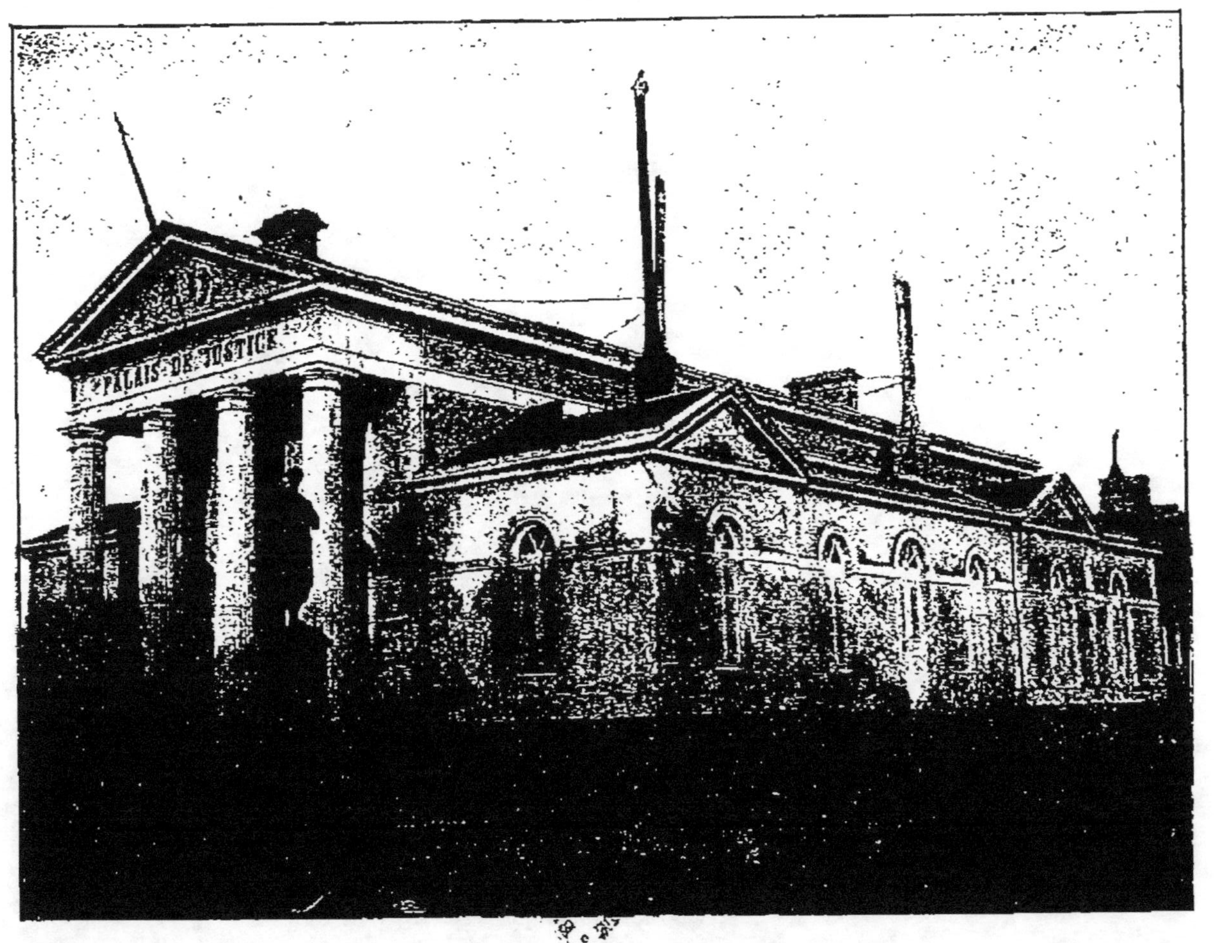

Cliché Chauvin

PALAIS DE JUSTICE

Cliché Galopin

DOMFRONT. — RUE DES FOSSÉS

trueuses, percées de meurtrières et d'ouvertures
laissées pour l'écoulement des eaux ; elles sont là
comme pour rappeler ce que Domfront fut jadis ; elles
en étaient la défense, mais comme lui, elles ont vieilli
et les coups des hommes, aussi bien que les outrages
du temps, ne les ont point épargnées ; leur chef dé-
couronné, chauve de ses créneaux leur donne un
aspect morne et triste qui ne manque pourtant pas de
grandeur.

Dire que les rues de Domfront sont belles serait
quelque peu excessif, mais si les domfrontais s'en plaignent, les touristes par contre y trouvent matière à
de joyeuses réflexions.

N'est-il point en effet plaisant de voir pompeuse-
ment décorer du nom de Grande Rue un boyau si
étroit que deux voitures peuvent à peine y passer de
front ! Il est vrai que jadis c'était l'entrée principale
de la forteresse, c'est une raison, et il faut l'accepter
d'abord parce qu'elle est bonne, et puis parce qu'il
n'y en a pas d'autres.

Quand on monte la grande rue, on « ahanne »,
mais on est récompensé de ses peines par un ravissant aperçu de paysage qui se voit à gauche, place du
palais de justice. A droite on remarque le tribunal,
qui a l'aspect d'un temple grec, et la fontaine monumentale surmontée d'une statue représentant Diane
de Gabies.

A l'idée du moyen âge, on rêve d'une église remarquable, d'un pur gothique. L'église paroissiale bâtie en 1749, consacrée à Saint-Julien, ne présente

absolument rien d'intéressant, à part un maître-autel en marbre rouge et un orgue du XVIIe siècle : c'est peut-être un peu maigre pour un chef-lieu d'arrondissement ; hâtons-nous de dire qu'un projet de construction d'une nouvelle église est à l'étude, et que sa réalisation ne se fera pas trop longtemps attendre.

Traversant ensuite la place St-Julien, pauvre comme architecture et comme le saint dont elle porte le nom, on arrive en face d'un joli monument dans le style Renaissance datant seulement de 1852, l'Hôtel-de-Ville. Continuant la route, on parvient au pont de pierres qui était autrefois le pont-levis séparant la ville proprement dite de la citadelle et voici que, se dresse surperbe en ses trente-deux mètres de haut, le donjon, terrible encore en ses ruines, fantôme délabré, vivant évocateur de la féodalité, de la force faite légalité.

C'est devant ces éloquents vestiges qu'il convient de rappeler le grand événement du siège et de la prise du château.

Catherine de Médicis avait pu croire que les massacres de la Saint-Barthélémy avaient à jamais détruit le parti calviniste, mais elle ne tarda pas à revenir de son erreur et trois armées furent mises sur pied pour prendre part à la lutte qui était devenue inévitable.

L'une de ces armées comprenant 5.000 gens de pied, 1.800 chevaux et 20 pièces de canon fut confiée à Jacques Goyon, sire de Matignon, maréchal de

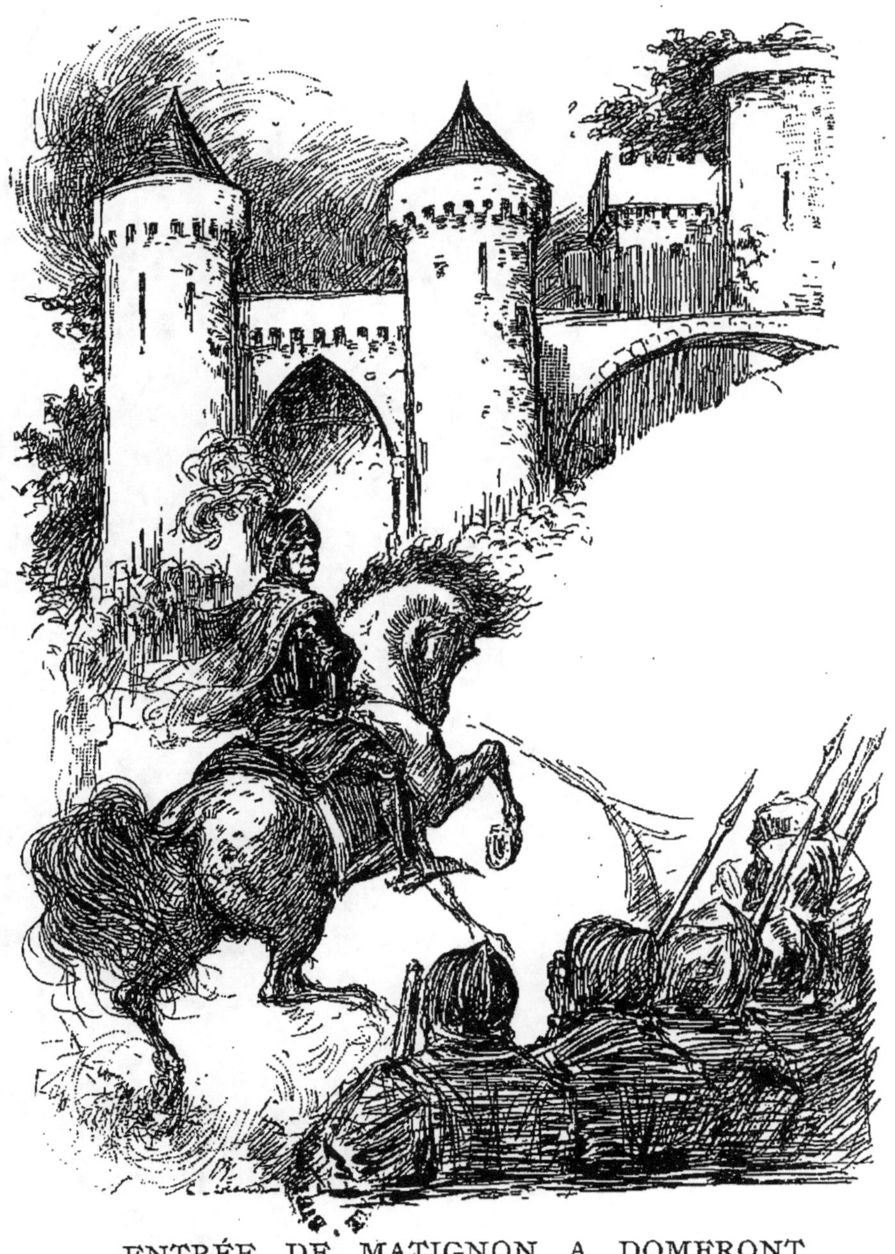

ENTRÉE DE MATIGNON A DOMFRONT

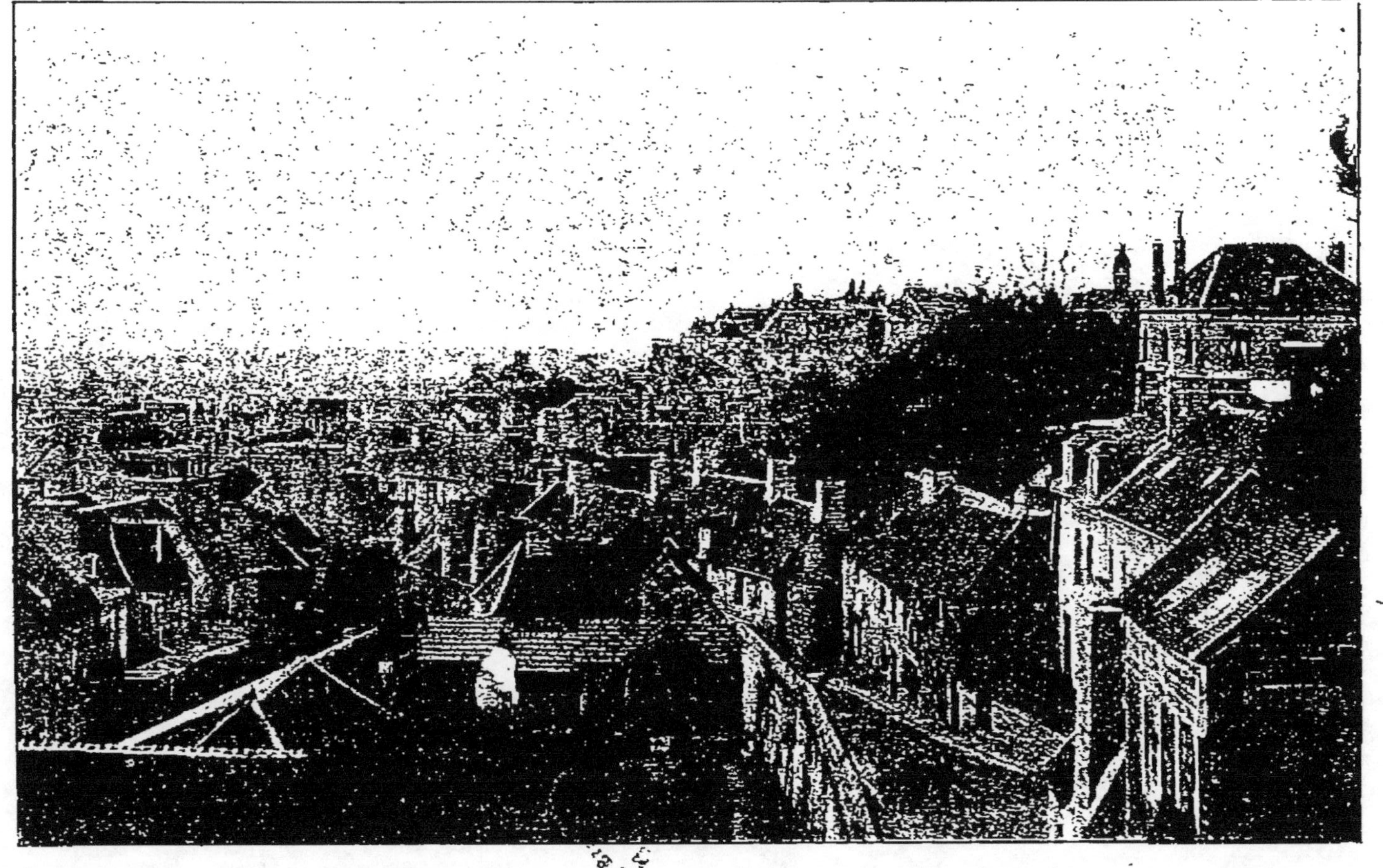

Cliché Galopin

DOMFRONT — VUE DU CHAMP DE FOIRE

camp, avec mission de combattre le comte de Montgomery en Basse-Normandie.

Le comte de Montgomery, après avoir levé le siège de Valognes, se porta avec toute sa cavalerie sur Saint-Lô qu'il avait mis en état de défense ; mais, bientôt rejoint par le gros de l'armée de Matignon, il franchit pendant la nuit les lignes ennemies, à la tête de 150 cavaliers, prit à toute vitesse la route du Passais et se réfugia à Domfront le 8 mai 1574.

Informé du départ de Montgomery, Matignon se lança à sa poursuite avec 10.000 hommes et toute son artillerie, arriva le 9 mai 1574 sous les murs de Domfront, et la cavalerie royale, sous les ordres de Mouy de la Meilleraye, bloqua rapidement la place.

Montgomery n'avait avec lui qu'une cinquantaine de cavaliers, 90 arquebusiers et une poignée de gentilshomme attachés à sa fortune.

Une première sortie fut tentée par de Say, Bonenfant du Breuil, des Hayes et de Brossey-Saint-Gravey, avec 25 cavaliers. Malgré la fougue désespérée de leur attaque, ils furent contraints de rentrer dans la Ville.

Villeneuve avec huit autres gentilshommes, accompagnés de 20 arquebusiers, fut également refoulé derrière les murs de Domfront.

Le 23 mai, depuis 7 heures du matin jusqu'à midi, 6 pièces de canon tonnèrent contre les murs de la Ville et bientôt une brèche de 45 pas fut ouverte.

Cent gentilshommes cuirassés, 600 arquebusiers,

100 piquiers, Fervacques, la Villarmois, Saintes-Colombes, Mouy de Riberprey, Lavardin se précipitèrent à l'assaut.

Montgomery n'avait plus avec lui que 40 hommes.

Le ministre La Butte de Clinchamps fit agenouiller cette poignée de braves sur les remparts, leur fit entonner un psaume, puis ils se séparèrent en deux groupes pour défendre leur dernier asile.

Montgomery, en simple pourpoint brodé d'or, la hache d'armes à la main, s'installa d'un côté avec de Chauvigny, de Thère ; de l'autre côté, René de Frotté, Rioult de Vaudoré, François Goyet des Hayes, Le Hardy de la Saussaye attendirent l'assaut.

Repoussés d'abord par une décharge de couleuvrines, les assaillants, conduits par Saintes-Colombes, revinrent une seconde fois. Leur chef, 4 capitaines et 60 soldats furent tués.

Alors Matignon fit avancer 400 arquebusiers ; le canon ne cessa de gronder et plus de 600 boulets furent lancés sur la vieille forteresse.

Les assiégés n'étaient plus que 28, et encore douze d'entre eux étaient blessés.

Le lendemain, Matignon recevait de nouveaux renforts, de l'artillerie et des poudres.

Montgomery, sans poudre, sans vivres et sans eau, se trouvait avec 14 des siens en présence d'une armée de 15.000 hommes.

Toute résistance était devenue impossible, aussi la place fut rendue.

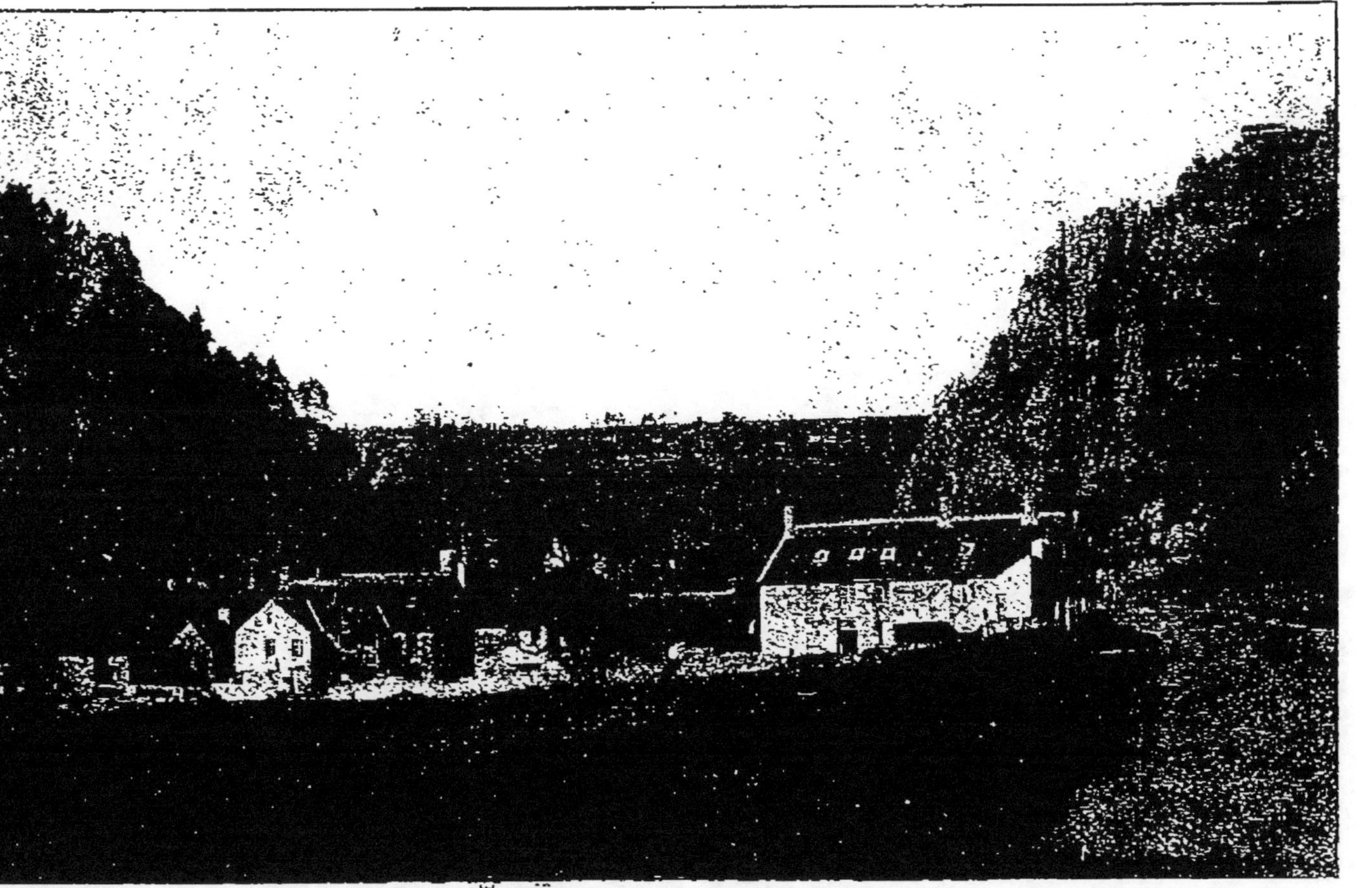

Cliché Galopin

LES ROCHERS DOMFRONTAIS

Dans la nuit du 27 au 28 mai, Matignon, Vassé et de Chauvigny allèrent recevoir Montgomery prisonnier aux portes du Château, et firent dès le lendemain leur entrée dans la Ville avec leurs soldats et leurs captifs, puis se dirigèrent par Lonlay-l'Abbaye, vers Saint-Lô pour en poursuivre le siège.

Voilà ce qu'évoque le donjon de Domfront au milieu du jardin public coquettement aménagé et dont pourrait s'ennorgueillir mainte ville plus importante ; et pourtant, l'antique forteresse des Ducs de Normandie a perdu son enceinte de murs formidables. De ses quatre portes et des vingt-quatre tours crenelées qui commandaient et défendaient à la fois la campagne environnante, quatorze tours seulement se sont assez bien défendues contre les rudes coups du temps, les lézardants pleurs des orages, et les âpres baisers des vents d'hiver, qui réunis arrivent à bout de tout.

De cette partie de la ville, s'impose la contemplation : le présent et le passé sont là réunis, l'un avec les restes de sa grandeur qui fut, l'autre avec ses espérances que magnifie la nature grandiose en ses aspects.

Il est impossible de rêver panorama plus merveilleux ; le regard ne saurait embrasser coup d'œil plus ravissant. De l'est à l'ouest l'horizon se confond avec le ciel, piqué des clochers des douze communes que l'on peut apercevoir.

Mais tout en songeant, l'heure passe et il reste encore des choses à voir !

D'abord les casemates en entrant sur le square,

puis à la pointe du Rocher Domfrontais, cette remarquable entaille dans le roc, qui semble avoir été fendu par la Durandale de quelque paladin contemporain de Roland.

Entre les deux flancs du rocher passe la Rivière la Varenne, et circulent les trains de la ligne de Caen à Laval. A droite c'est le Pont de Caen, pittoresque village, et à gauche la partie basse du vieux Domfront, Notre-Dame-sur-l'Eau, l'hôpital civil et militaire et la gare du chemin de fer.

L'Eglise Notre-Dame, à sept cents mètres environ de la ville, est un antique sanctuaire du plus pur style roman qui se dresse au milieu du vieux cimetière comme un vigilant berger, protégeant son troupeau endormi. L'église, comme le donjon date du XIe siècle ; tous deux furent construits par Guillaume de Bellème, surnommé Talvas le cruel. Quand on entre dans l'église, on voit à droite de la Vierge le tombeau d'un guerrier, surmonté de sa statue et qui doit être celui d'un des anciens gouverneurs de la ville.

Un peu plus loin, sous une dalle de marbre blanc, repose une « honnêste dame » dont le « cher mari » resta fidèle, raconte l'inscription funéraire. Le fait est, ma foi, bien possible, mais fallait-il que ce fut rare à l'époque, pour qu'on prit la peine d'en confier le récit à la pérennité du marbre ! On calomnie toujours le présent, aussi est-il doux de songer que, quand nos arrières petits-neveux compareront cette inscription à celles de nos cimetières

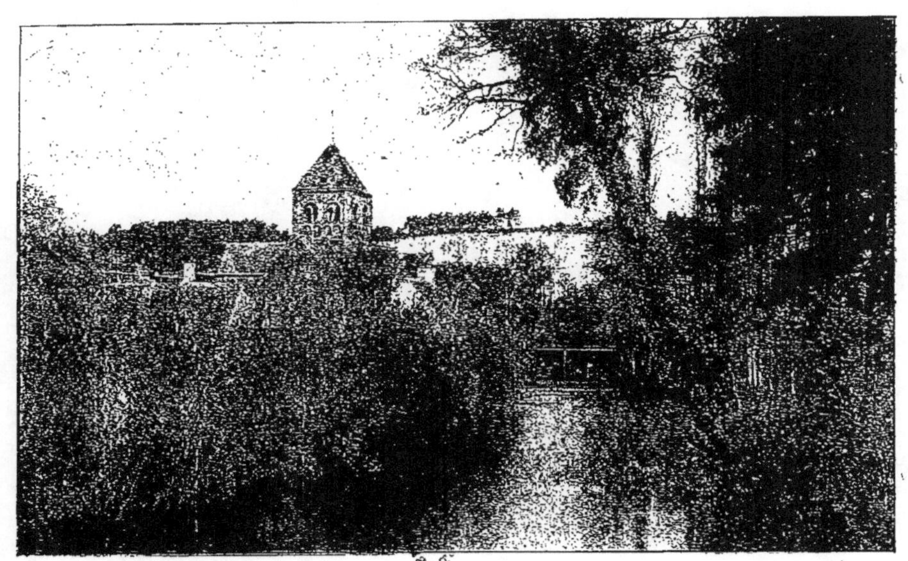

NOTRE-DAME-SUR-L'EAU — LA VARENNE

modernes, ils nous jugeront sinon meilleurs que nous sommes, au moins meilleurs que nous ne nous croyons nous-mêmes.

Il faut encore voir à Notre-Dame sur l'Eau quelques vieilles et curieuses statues et un beau maître-autel du XIIIe siècle.

Dans cette église si remarquable à tant de titres, se trouvent encore les sépultures de plusieurs familles, mais les dalles funéraires ont disparu. Elles ont eu le sort de beaucoup de fonctionnaires, elles ont été appelées à d'autres fonctions, mais lesquelles ? Je vous le donne en mille, comme aurait écrit au grand siècle la marquise de Sévigné. Ne cherchez pas, vous ne trouveriez point : on a jugé pratique de les employer à paver... la chapelle du collège. Qu'on aille après cela critiquer et flétrir le vandalisme de certains particuliers quand des administrations elles-mêmes se livrent à de pareils actes !

Il ne reste plus qu'à regagner sa voiture pour rentrer à Bagnoles par Juvigny-sous-Andaine. A quatre kilomètres de Domfront, on aperçoit le château de Collières, et plus loin à gauche la commune de Perrou où les Sœurs de St-François possèdent un établissement très important destiné aux infirmes et aux orphelins.

Nous ne pouvons terminer cette excursion de Domfront sans raconter l'anecdote suivante qui explique un vieux dicton légendaire propagé par Scarron, par l'abbé Prévost, et par le *compère Mathieu.*

C'était au temps jadis, aux beaux jours de la taille

et des corvées, alors que la guerre mettait les campagnes environnantes à feu et à sang, un homme, le feutre rabattu sur les yeux, une bonne rapière au côté, et drapé dans un large manteau couleur muraille, une sorte de soudard enfin pénétra sans encombre dans la ville et descendit à l'hostellerie de la Coupe d'Or.

C'était l'heure du dîner; l'homme se fit servir un broc de vin et s'apprêtait à faire honneur à une table copieusement servie, quand deux solides mains s'abattirent sur ses épaules.

Jehan Barbotte, la chronique nous a transmis son nom, se retourna et ne fut pas peu surpris de voir plantés derrière son escabelle deux hérauts aux armes des Ducs de Normandie. En moins de temps qu'il n'en faut pour l'écrire, il fut débarrassé de la bonne lame de Tolède qui lui battait les jambes, ligotté et amené sur l'heure au château.

Accusé et convaincu d'espionnage et de trahison, il fut jugé, condamné et exécuté sans autre forme de procès. Sous ce rapport, bien qu'un peu expéditive, la Justice d'alors avait du bon, elle n'avait point de ces lenteurs préjudiciables à son bon renom. Elle était plus jeune, plus ingambe, plus fougueuse ; aujourd'hui, atteinte de sénilité, elle tâtonne, trébuche et le glaive de la loi est devenu trop lourd pour ses mains débiles.

Jehan Barbotte condamné à être pendu haut et court jusqu'à ce que mort s'ensuive dit la sentence fut sur l'heure conduit au lieu du supplice et comme,

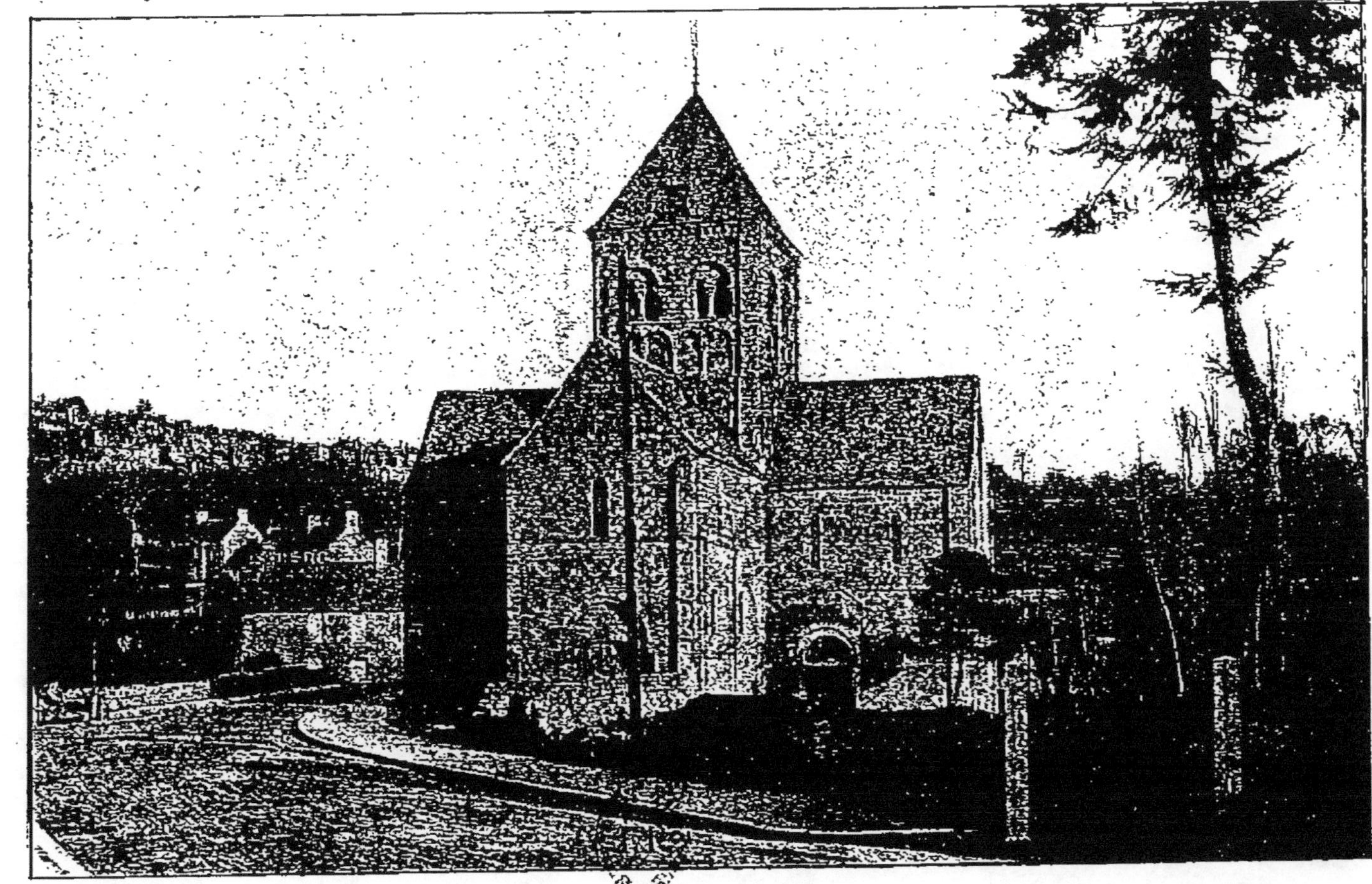

Cliché Ledru

NOTRE-DAME-SUR-L'EAU

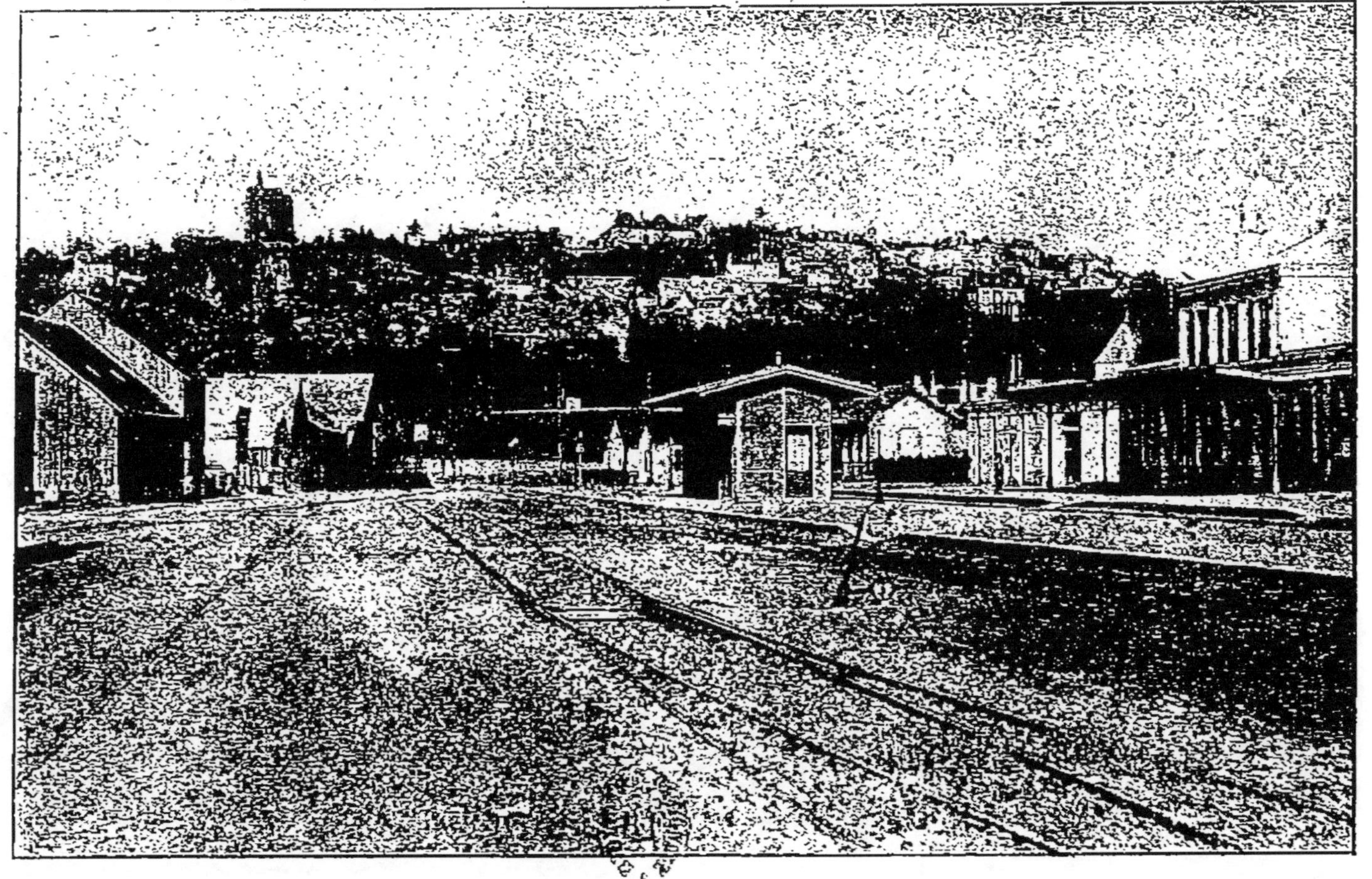

Cliché Galopin

DOMFRONT — LA GARE

aidé du bourreau, la hart au col il gravissait l'échelle
de la potence, il lança au peuple assemblé l'impréca-
tion suivante, restée depuis populaire dans le pays :

Domfront ! ville de malheu ! arrivé à midi, pendu
à une heu ! S'ment point « l'temps d'dinner !!! »

Hotels. — On trouve à Domfront, des tables
bien servies à :

La gare : Buffet, hôtel Chaponnais.

En ville : Hôtel Larsonneur, hôtel du commerce,
hôtel de la belle Etoile, hôtel Legouix, etc.

Restaurant Leconte.

Les prix varient entre 2 et 3 fr.

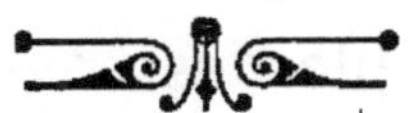

Les environs de Domfront

**La Saucerie. — La Fosse Arthour.
Lonlay-l'Abbaye. — La Chaslerie.
La Guyardière.**

Une des plus intéressantes excursions au point de
vue archéologique et pittoresque que l'on puisse
faire dans la région, et qui présente le plus de souvenirs historiques, est celle des environs de Domfront.

Pour faire cette excursion, prendre le chemin de
fer à la gare de Bagnoles à 11 heures, après avoir eu
soin d'écrire la veille à Mme Vve Colin qui enverra
les voitures nécessaires à l'arrivée du train, soit à la
halte de Saint-Front (midi), soit à la gare de Domfront (midi 10), suivant que l'on voudra déjeuner en
ville ou à Notre-Dame.

A Notre-Dame, prendre la route départementale de

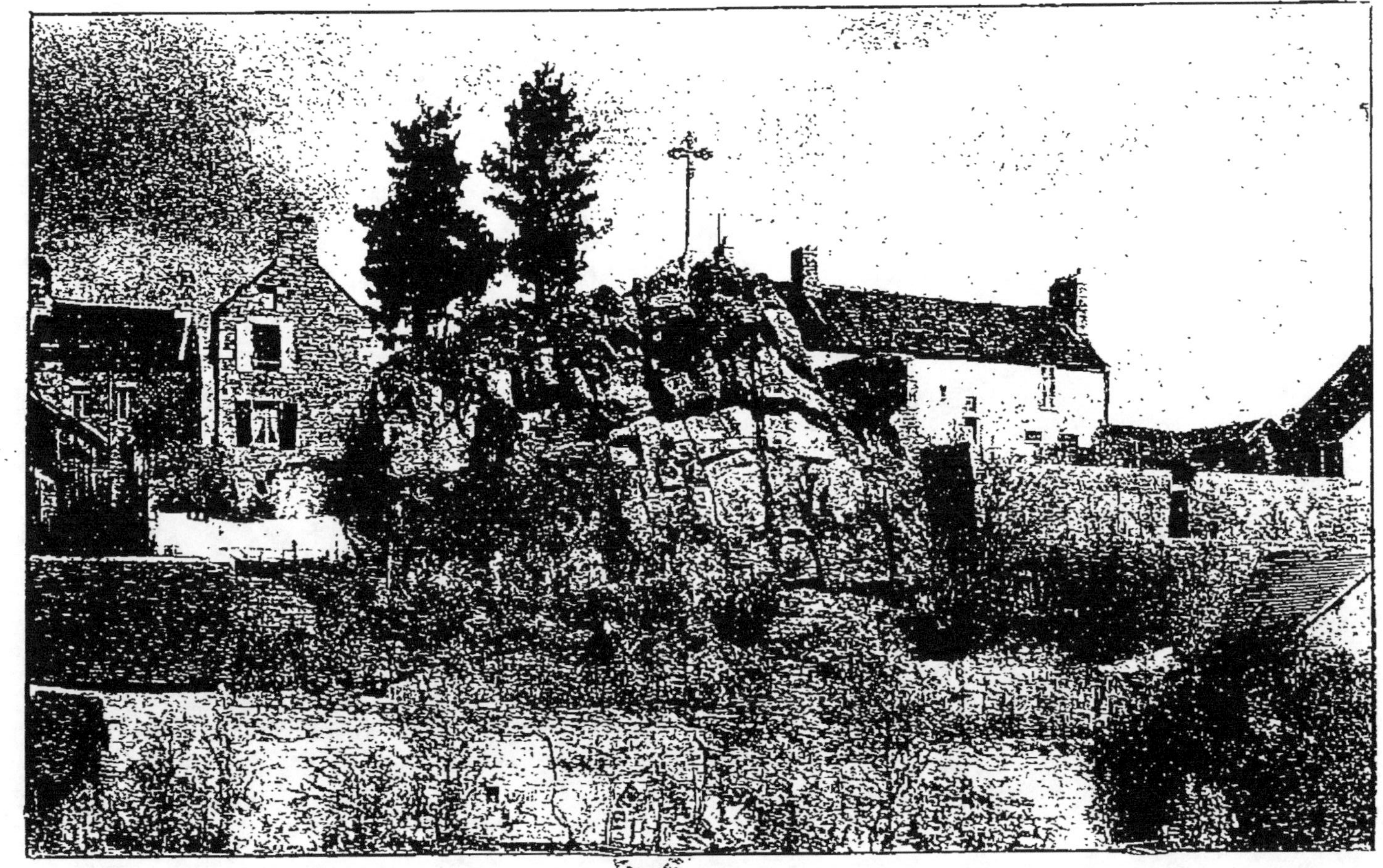

Cliché Galopin

LE CALVAIRE DU FAUBOURG

Domfront à Mortain ; après avoir effectué un parcours de quatre kilomètres et traversé le beau pont jeté sur la rivière d'Egrenne, s'engager dans le premier chemin rural à gauche qui conduira directement au MANOIR DE LA SAUCERIE.

De cette demeure seigneuriale située sur le territoire de la commune de la Haute-Chapelle, près la rivière d'Egrenne, il ne reste plus que l'original pavillon d'entrée, et un colombier de forme octogonale. Le principal corps de logis a été détruit en 1860 et les matériaux ont été utilisés pour la ferme dont la porte est ornée de pilastres à losanges et à médaillons.

Le pavillon d'entrée « avec ses encorbellements en bois sur des tours de pierre, avec ses tourelles également en bois, en saillie, avec son toit arrondi et surmonté d'un clocheton, présente au paysagiste un motif charmant. A l'intérieur de la cour, les encorbellements sont moins saillants, mais chacun des côtés de la porte soutient deux petits cabinets qui surplombent de plus de trois pieds en avant de la corniche ; des épis en terre cuite couronnent le tout. On reconnaît encore les traces de la herse et du pont-levis jeté sur les douves qui entourent le château ».

Revenir sur ses pas, reprendre la route de Mortain, et on ne tarde pas à apercevoir sur la droite au milieu des arbres, à l'extrémité de beaux herbages le château de Lyvonnière bien restauré par M. Georges Roulleaux-Dugage, mort député de l'Orne, puis

-à gauche, le bourg de Rouellé dont le territoire fut jadis le théâtre de luttes mémorables entre les Blancs et les Bleus.

En face Rouellé, prendre le chemin vicinal à droite, pendant cinq cents mètres, jusqu'à un petit oratoire, tourner à gauche puis vingt pas plus loin à droite, suivre la route qui conduira à la *fosse Arthour* éloignée seulement de 2 kilomètres 800 mètres.

La route devient intéressante à mesure qu'on approche, déjà vers le milieu du parcours on entrevoit à travers les arbres une immense colline à l'aspect sauvage, recouverte de bruyères, de quelques bouquets de sapins, et des rochers majestueux.

La route bifurque bientôt ; laisser à droite celle qui mène directement à Saint-Georges-de-Rouellé, suivre le chemin vicinal de Gers, et le quitter après un parcours de huit cents mètres pour s'engager à droite, dans un large sentier sous bois aboutissant à la *fosse Arthour* qui offrira aux yeux du spectateur ébloui un des plus pittoresques paysages de la Normandie.

Au milieu d'une déchirure profonde de rochers qui a beaucoup d'analogie avec celle des rochers Domfrontais, la *Sonce* dessine ses capricieux méandres, roule en cascatelles dans un lit parsemé de blocs de rochers, et seule trouble la solitude par son murmure et son bouillonnement au-dessus d'un large trou dont on n'a pu mesurer la profondeur et qu'elle a creusé dans sa chute.

A droite et à gauche se dressent à une hauteur

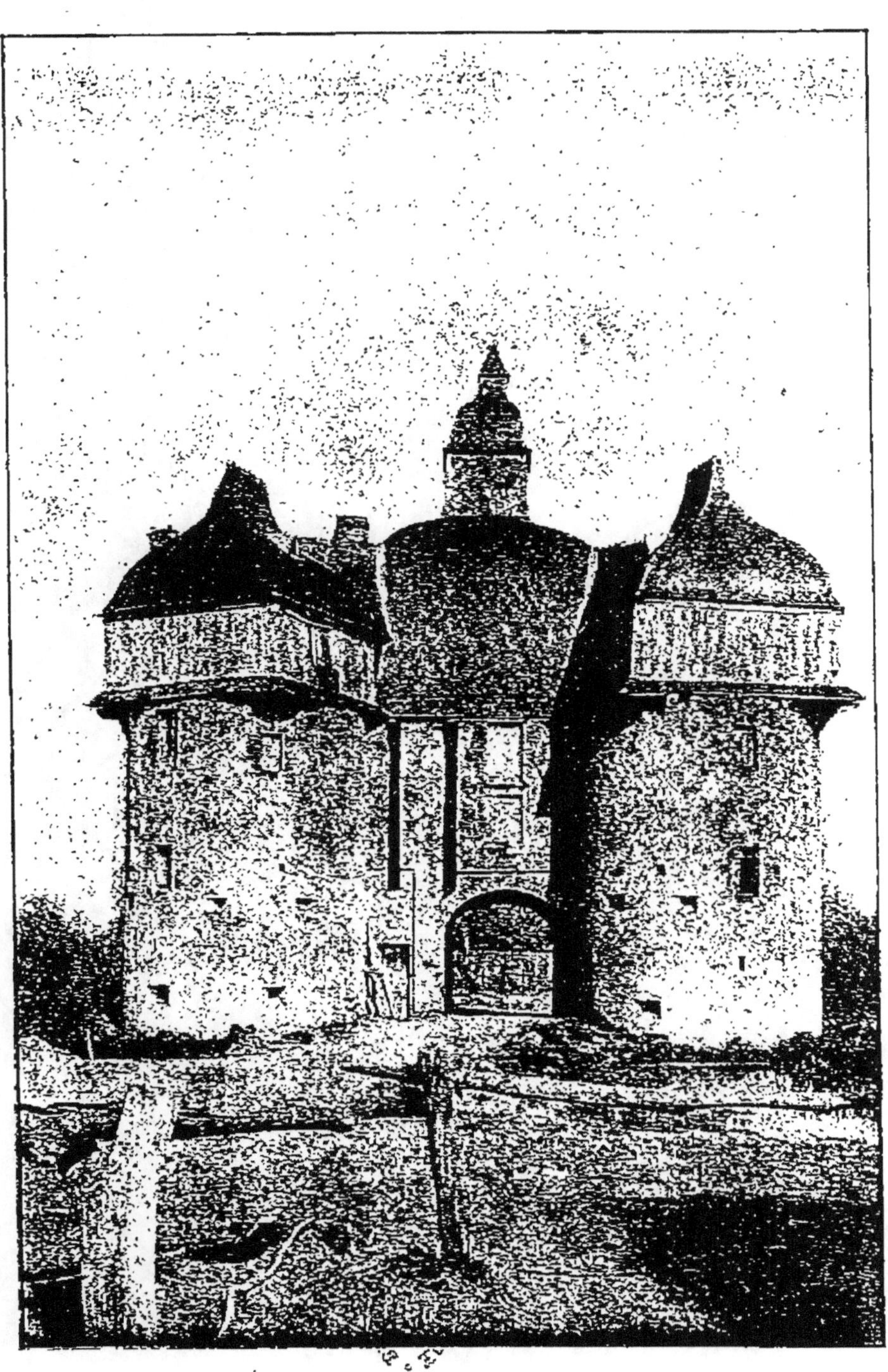

LA SAUCERIE

prodigieuse d'énormes rochers qui charment la vue par leur agreste et sauvage beauté. On peut atteindre leurs sommets par les nombreux sentiers qui les contournent pour admirer un grandiose paronama, à moins qu'on ne veuille les escalader, non sans danger, pour se rendre à gauche dans une grotte triangulaire présentant une large ouverture aux rayons ardents du soleil, la *chambre de la Reine*, et à droite dans la *chambre du Roi* étroite, crevassée et située à une hauteur qui vous donnera le vertige.

La *fosse Arthour* eut jadis son heure de célébrité, si l'on en croit la légende, grâce à une histoire d'amour.

Arthur ou Artus, roi de la Grande-Bretagne, chevalier et fondateur de la Table-Ronde, vainqueur dans maints combats, disparut à la suite d'une éclatante victoire remportée sur les barbares et se réfugia dans la forêt de Mortain pour y cacher ses chastes amours.

A ses compagnons d'armes, au bruit des hommes et des armures, Arthur préféra une compagne chérie et le calme de la retraite qu'il trouvait à la fosse Arthour. Mais la fatalité qui pesait sur le héros avait imposé certaines conditions à son amour.

Il ne pouvait se rendre près de son épouse que lorsque le soleil éclairait le sommet de la montagne de ses derniers rayons.

Ainsi « l'avait voulu le puissant Génie qui le protégeait, la Fée qui avait fait naître dans son noble cœur ces douces pensées d'amour, après y avoir calmé l'ardeur des combats et l'enthousiasme de la gloire.

Le frein était trop lourd pour sa brûlante passion : Arthur transporta dans son amour le feu qui l'animait à la tête de ses armées.

Impatient des obstacles, il osa les dédaigner.

Plusieurs fois il descendit devant le jour de sa retraite inaccessible, et traversant le cours d'eau de la vallée dont les ondes gazouillaient dans les pierres et venaient s'apaiser au milieu des roseaux et des glaïeuls en fleurs, il surprit sa bien aimée qui gémissait dans l'attente.

Elle redouta d'abord les suites de cette désobéissance aux ordres du Génie, mais comme l'habitude enlève la crainte, au bout de quelques jours tous les deux à l'envie multipliaient ces douces entrevues, ces heureux rendez-vous.

Cependant, un matin, l'aurore naissait à peine brillant à l'horizon et promettant un beau jour, Arthur quittait la Reine.

Son retour devait être prochain. Déjà il franchissait la vallée, quant un bruit insolite se fit entendre. Bientôt ce grondement s'approche et devient plus sensible. Le Roi écoute et s'arrête : il reste interdit.

Son épouse, qui, du seuil de la grotte, l'a suivi des yeux, porte alors ses regards vers la forêt d'où s'échappe cet étrange vacarme. C'est un torrent qui mugit. Il renverse bois, rochers, obstacles de toute nature, entraînant tout dans sa course vertigineuse, et rapide comme l'éclair qui sillonne la nue, prompt comme la pensée, il arrive au pied de la montagne pour y envelopper le royal Arthur de son onde intelligente et vengeresse. Le prince se débat en vain contre les étreintes de la mort : le torrent impétueux engloutit sa victime dans sa colère, ne laissant derrière lui qu'un faible tourbillon.

Témoin de cette agonie si soudaine, muette de désespoir, la Reine ne voit et n'entend que le gouffre qui crie vers

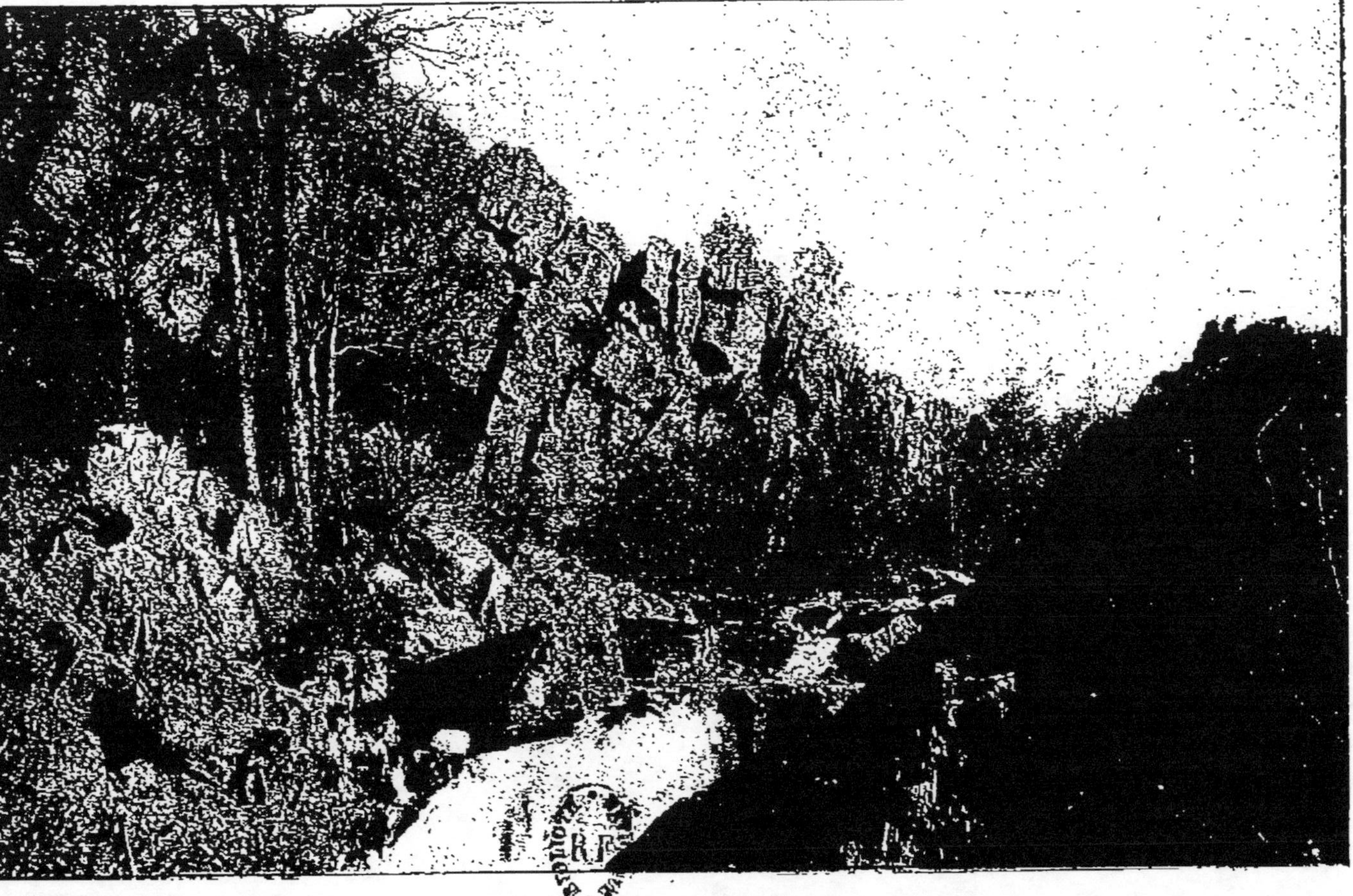

LA FOSSE ARTHOUR

elle. La voix de son époux semble l'invoquer. « Tu m'appelles, s'écrie-t-elle, Arthur ? Ici, je serais seule et désolée ; là-bas, nous serons ensemble !... Onde bruyante, que les flots soient doux à la fiancée qui cherche son époux !... Arthur ! je te suis ; ouvre tes bras... me voilà ! »

Et du haut des rochers elle s'élance dans l'abîme. On la voit, comme une candide colombe atteinte d'un fer meurtrier, tomber dans la fosse bouillonnante ; les eaux s'agitent avec force et un lugubre murmure semble sortir de leur sein.

Les deux époux s'unissaient pour l'éternité.

Le Génie de ces lieux solitaires apparut en ce moment sur un roc renversé, au bord du précipice, tombeau royal des deux héros. Un immense voile de deuil aux plis flottants se déroulait jusqu'à ses pieds ; une larme même tomba de ses yeux, car sa vengeance avait été cruelle.

Il étendit la mains vers l'eau qui frémissait encore.

« O torrent, dit-il, d'une voix pleine d'émotion, torrent, tu mugiras toujours ; pleure jusqu'à la fin des siècles, pleure de ta grande voix ceux qui viennent de mourir. Redis sans cesse et répète à tous leur déplorable destinée ».

Et pour jamais, le Génie disparut de ce ravin désolé.

Je visitai un jour cet endroit désert.

Assis à l'entrée de la chambre de la Reine, un ami et moi redisions la légende.

Le bruit des eaux montant jusqu'à nous, il nous sembla entendre quelques éclats de la voix d'Arthur qui le dominait, chantant sa bien-aimée. Des mots à peine articulés arrivaient à nos oreilles, mais nous ne pûmes saisir le sens des paroles ; la mélodie seule était distincte » (1).

---

1. Légendes normandes recueillies et publiées par H. Sauvage, avocat.

« La Fée » avait voulu rendre service au peuple qui avait offert un asile à son royal protégé et la fosse Arthour portait autrefois bonheur à ses habitants ! ceux d'entre eux qui ne pouvaient labourer leurs terres, venaient de grand matin déposer sur le bord de la fosse une petite pièce d'argent.

« Et le lendemain, au lever du soleil, on voyait sortir de l'eau deux taureaux noirs, infatigables au travail durant la journée toute entière.

Il fallait les ramener ici avant la chute du jour, en prenant soin de leur attacher une botte de foin entre les cornes ; puis d'un élan rapide, il se plongeaient dans leur humide demeure.

On prétend également que depuis des siècles on voit deux corbeaux devenus tout blancs planer chaque jour sur le torrent. Ils protègent, dit-on, les moissons de la contrée.

Leur aire est fixée au-dessus de la Chambre du Roi. Jamais personne n'a osé y atteindre ».

En quittant la *fosse Arthour*, revenir sur ses pas jusqu'au petit oratoire, et continuer la route qui mène directement à Lonlay-l'Abbaye en passant sur le tentre Valcendroux d'où l'on jouit d'un superbe horizon formé par Domfront, le Mont Margantin et le Mortainais.

Commune très importante du canton de Domfront LONLAY-L'ABBAYE est remarquable par son église qui est un des plus beaux monuments historiques du département.

Ce bel édifice qui servait d'église à l'abbaye des Bénédictins fondée en 1025 est devenu église pa-

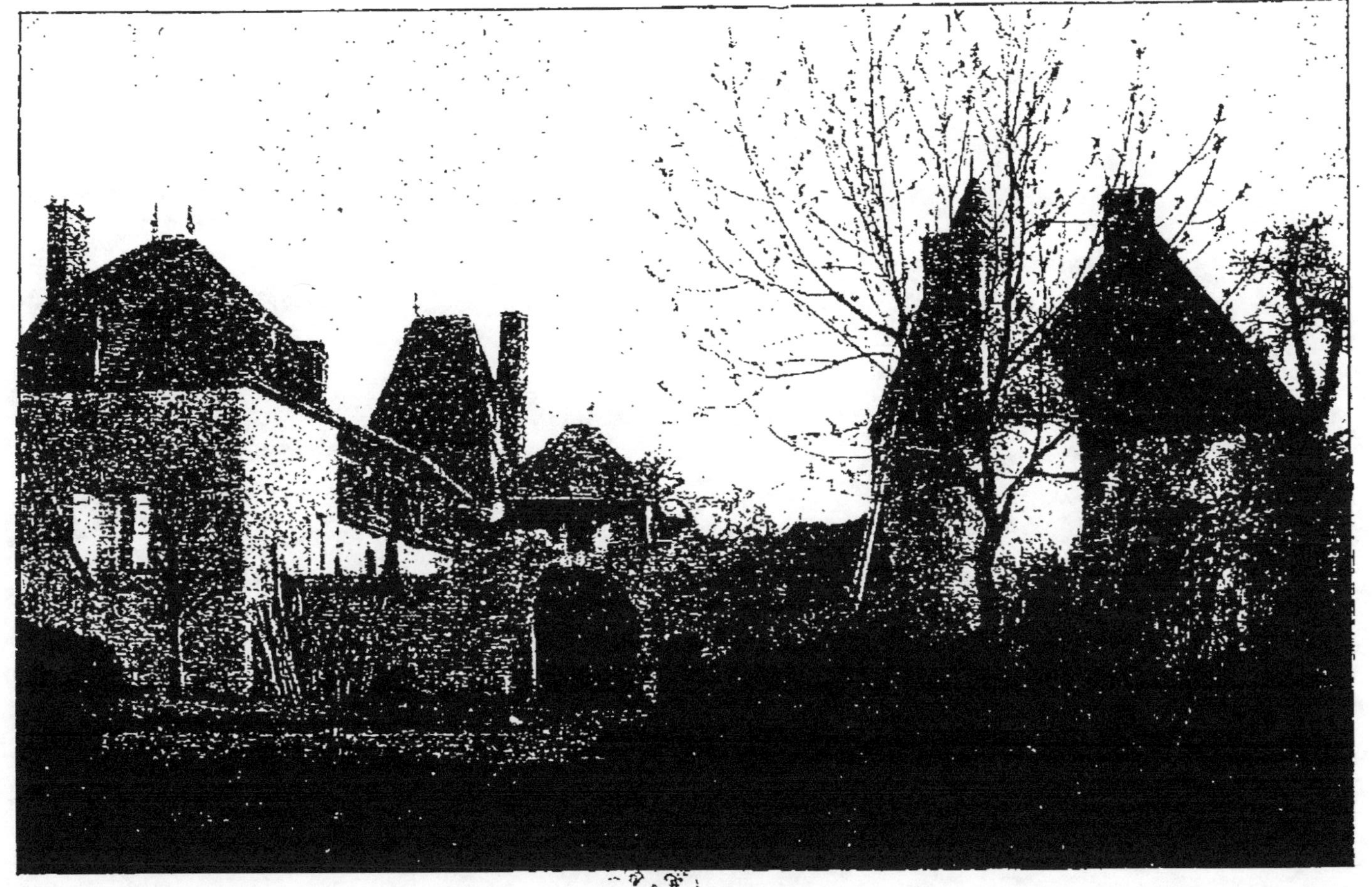

Cliché Chauvin

LA CHASLERIE

roissiale par décret de Napoléon 1er daté de Berlin le 30 novembre 1806.

Un petit porche sous la tour donne accès dans l'église qui ne se compose que d'un chœur et d'un transept où l'on remarque de bizarres chapiteaux ; l'un d'eux à gauche représente « Aristote marchant à quatre pattes et portant sur son dos, vers le palais d'Alexandre-le-Grand sa jolie maîtresse qui donne la main à un troisième personnage ».

D'élégantes colonnes cylindriques entourent le chœur et forment des bas-côtés disposés en chapelles; les stalles présentent d'admirables sculptures ; un pupitre, un tabernacle, un reliquaire, des bas-reliefs représentant la vie de la vierge et la mort de St-Benoist sont intéressants.

Quelques bâtiments de l'abbaye ont été conservés et utilisés par le presbytère et des habitations particulières.

Le bourg de Lonlay fut ravagé en 1574 par les Protestants commandés par Le Hérissé. Le 4 août 1793, il y eut des troubles à l'occasion du recrutement pour l'armée ; vingt gardes nationaux envoyés de Domfront pour le maintien de l'ordre y furent reçus à coups de fusils.

En quittant Lonlay, il faudra prendre la route de Domfront.

Après un parcours de quatre kilomètres, au sommet d'une côte on trouvera sur la main gauche un petit chemin conduisant au château des anciens gouverneurs de Domfront à la Challerie

Bâti sous le règne de Henri IV, à l'extrémité de la commune de la Haute-Chapelle, le CHATEAU DE LA CHALLERIE se compose de deux corps de logis séparés par une cour dont deux portes surmontées d'un dôme en ardoise ferment l'entrée.

A droite est le bâtiment principal composé d'un rez-de chaussée et d'un premier étage. Le toit qui était très élevé, détruit par un incendie en 1876, a été rétabli avec de moindres proportions.

Ce bâtiment est flanqué aux deux angles opposés d'un tour cylindrique à toit conique; à son centre, la porte qui donne accès à un escalier en granit présente quelques sculptures, un cœur sur le chambranle et sur le fronton un écusson armorié portant la date de 1598.

L'aile gauche occupée aujourd'hui par les fermiers se compose d'un pavillon carré autrefois habité par l'aumônier du château, d'un pavillon à mansardes où logeaient les serviteurs et qui se fait remarquer par l'écusson armorié de la cheminée.

Ces deux pavillons sont réunis par un bâtiment moins élevé qui servait pour les remises et les écuries.

A quelques pas, en avant de cette gentilhommière, une petite chapelle aux fenêtres ogivales attire l'attention. A l'intérieur, on distingue sur la corniche une liste de 21 groupes de noms en lettres romaines rappelant les alliances de la famille Ledin de la Challerie.

Le château était défendu par un fossé de 2 mètres de profondeur et de 10 mètres de largeur ; il fut abandonné au moment de la Révolution.

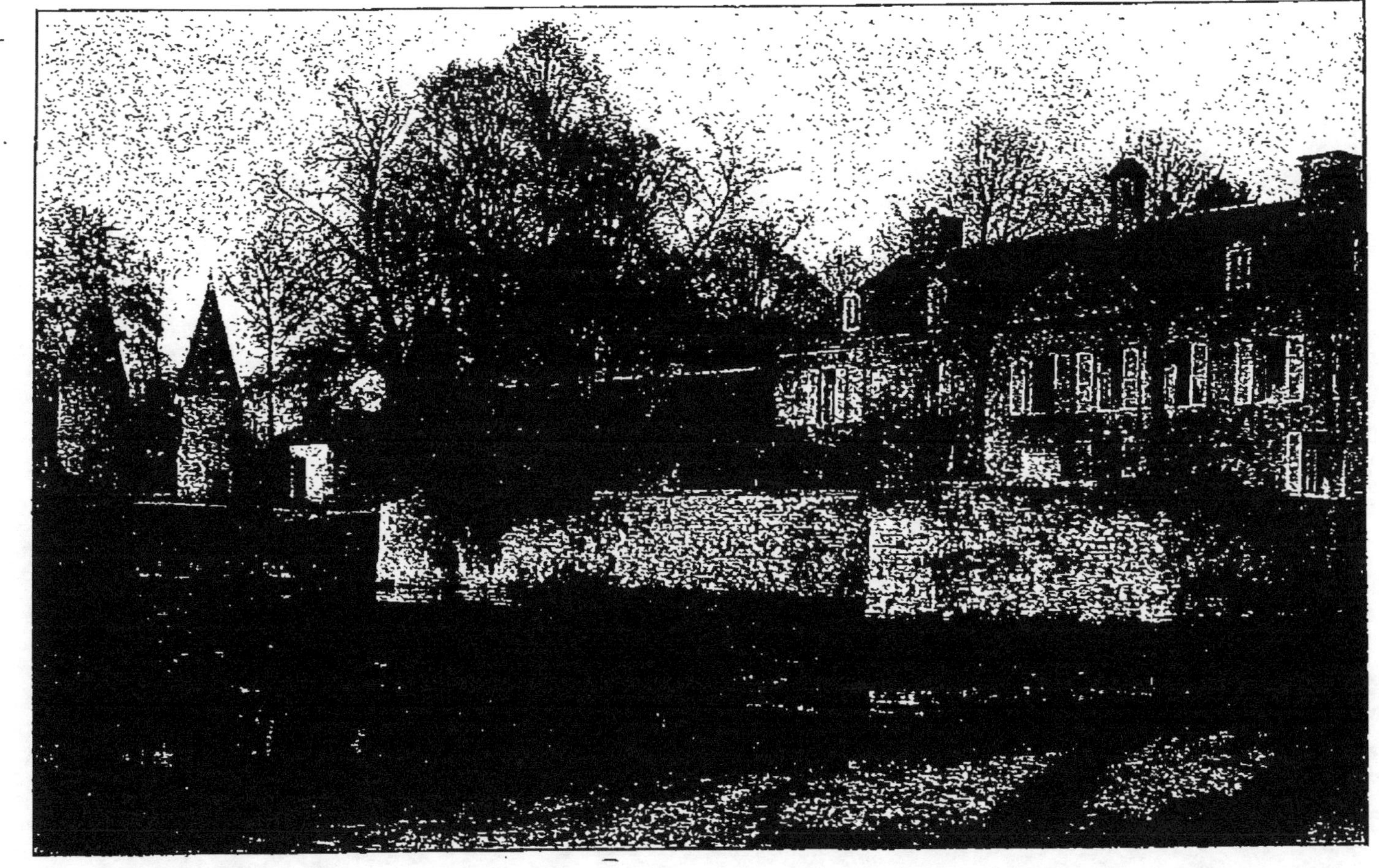

Cliché Chauvin

LA GUYARDIÈRE

La commune de la Haute-Chapelle possède encore une habitation seigneuriale, et pour la visiter, regagner la route de Domfront, la suivre jusqu'au premier chemin vicinal à gauche, qui mène au bourg de la Haute-Chapelle.

Au sortir de ce bourg, tourner à main droite au-delà de l'Eglise, et à un kilomètre environ faire un coude à gauche pour atteindre le manoir de la Guyardière dont il reste de belles allées, des douves et un pavillon d'entrée composé de deux tours percées de meurtrières.

Cette gentilhommière qui date du XVIIe siècle, appartenait à l'origine à la famille des Cormier dont l'écusson figure sur la porte d'entrée avec la date de 1631.

Au sortir de la superbe avenue ombragée de la Guyardière, on apercevra la partie culminante de la ville de Domfront qu'on regagnera directement en descendant la côte rapide qui conduit au hameau du pont de Caen.

Le retour à Bagnoles pourra s'effectuer par le train du soir quittant Domfront à sept heures.

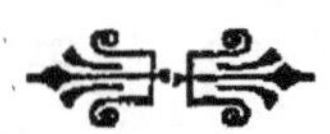

Les Gorges de Villiers

SAINT ANTOINE

Prendre la route de Bagnoles à Couterne, puis à l'embranchement, la route de la Ferté-Macé sur la main gauche, peu de temps après sur la droite celle de Notre-Dame de Lignou, et gagner le bourg d'Antoigny.

A droite de l'Eglise d'Antoigny, suivre la route qui présente une descente très rapide, et après avoir monté une petite butte, s'engager dans un chemin qui ne tardera pas à être impraticable pour les voitures, traverser une belle ferme, et par un des nombreux sentiers on atteindra un immense plateau couvert de bruyères.

De ce plateau, on découvre un délicieux panorama formé par toute l'étendue de la vallée de Cou-

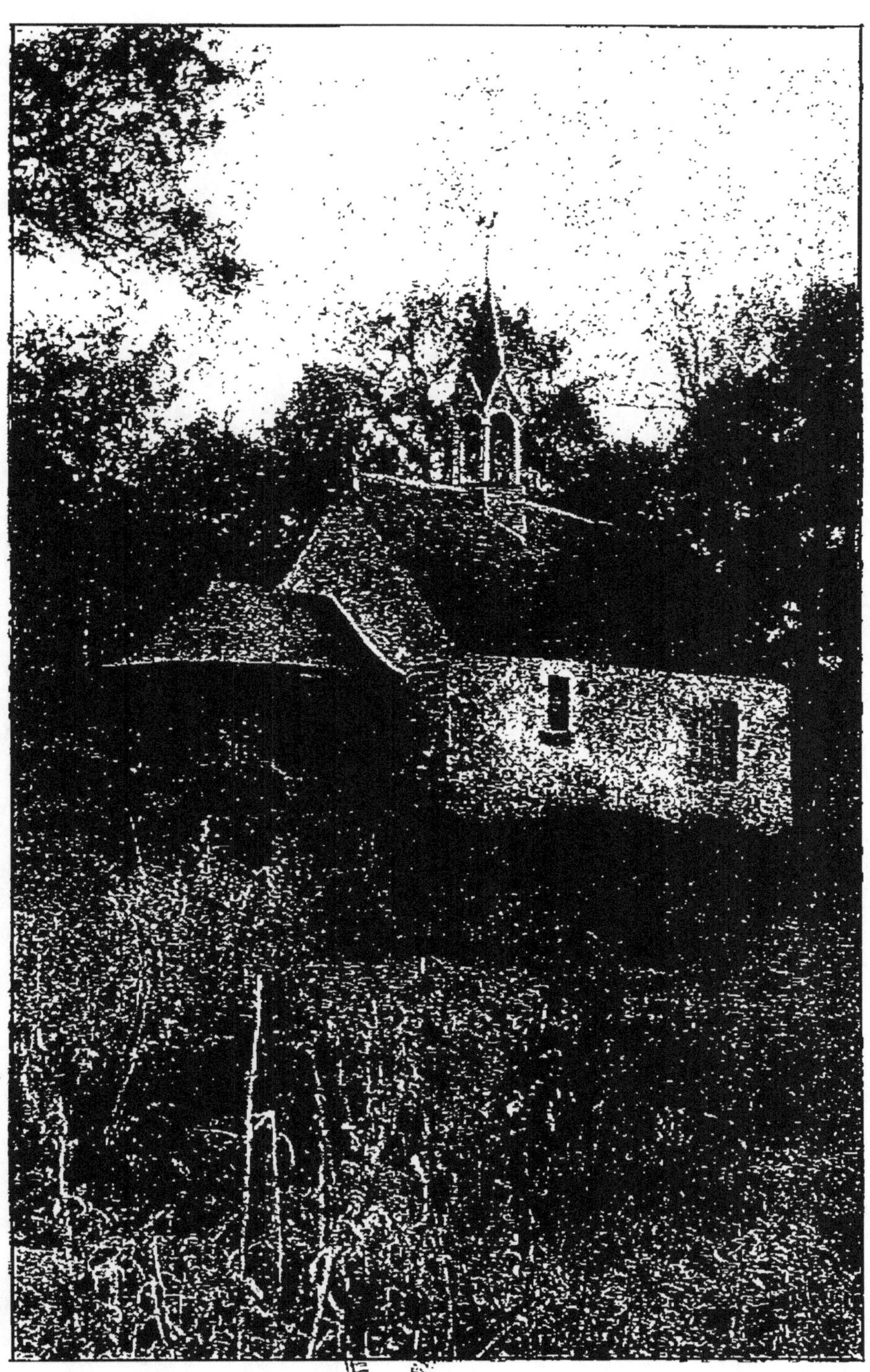

Cliché Martin　　　　SAINT-ANTOINE

terre et les coteaux cultivés de la Mayenne ; à une de ses extrémités, on arrive brusquement à une gorge taillée à pic dans le rocher, sorte de déchirure profonde formant ce que l'on nomme les *Gorges de Villiers*.

Au fond de la gorge, un cours d'eau interrompu çà et là par des quartiers de roches devient plus loin un ruisseau large et profond appelé la Gourbe. On ne peut traverser ce ruisseau que sur des troncs d'arbres couchés par les tempêtes ; on y pêche la truite saumonée et les écrevisses. Seulement il est utile de prévenir les baigneurs qu'en revenant le soir, il leur sera quelquefois donné « d'apercevoir encore sur le sommet des blocs escarpés que sa main puissante a entassé les uns sur les autres, jusque dans les nuages, la *fée des Bruyères Andaine*, la Giselle normande, la Melusine du Poitou, dont les traditions du pays ont conservé mille légendes gracieuses ».

De l'autre côté du ruisseau se trouve la petite chapelle de Saint-Antoine.

Cette chapelle qui date du XIIIe siècle fut bâtie sur l'emplacement de l'ermitage édifié par Saint-Antoine.

Nous lisons à ce propos dans le registre des titres et chartes de l'abbaye de Saint-Martin de Troarn par dom Albéric, (Vienne 1677).

« Il appartient à l'abbaye de Troarn, en la forêt de Magny, un lieu autrefois clos de murs, contenant de 4 à 5 arpans (*sic*) de terre, bois, prés et plant, sur lequel de tout temps, il y a eu une chapelle et plusieurs bâtiments, la dite chapelle dédiée à la Sainte-Trinité où à Saint Antoine.

C'est l'Hermitage de la Héraudière, dans lequel demeuraient plusieurs ermites qui avaient un prêtre avec eux pour leur administrer les sacrements. Celui-ci avait environ 300 à 400 livres de revenus, outre certains droits comme celui de chauffage dans la forêt royale.

« Cet Hermitage est de fondation royale, et de tout temps a toujours été habité par des Hermites ; lesquels ne peuvent tenir en leurs mains plus ample revenu que l'enclos du dit Hermitage.

« C'est alors que les saints dont le culte est particulièrement populaire, se retirèrent dans nos forêts normandes ; Saint Evroult dans celle d'Ouches, Saint Evremond dans celle d'Ecouves, Saint Ernier dans celle de Passais ; et plus près de la Héraudière, dans la forêt de la Ferté-Macé (au Bézier), Saint Ortaire, dont l'Hermitage est toujours aussi un but de pèlerinage ».

A l'époque de la Révolution, la chapelle fut dévastée et abandonnée, et elle est restée la propriété de la commune de Magny depuis 1854, à la suite d'une transaction intervenue entre cette commune et l'administration forestière.

Restaurée en 1875, la chapelle de la Héraudière présente au-dessus du toît un coq doré, à l'extérieur un porche de bois garni de bancs pour les pèlerins, et à l'intérieur quelques statues grossièrement coloriées, entre autres celle de Saint Antoine en Ermite ayant à sa droite le cochon légendaire, et à sa gauche un pécheur dévoré par les flammes.

Le pèlerinage de Saint Antoine est toujours en faveur dans le pays ; chaque année se rendent à la Héraudière de nombreuses processions. Les pèlerins y entendent la messe, vont boire un peu d'eau du puits de Saint-Antoine, et plantent près de l'oratoire un croix de coudrier.

Le retour à Bagnoles peut s'effectuer par le même chemin, à moins que l'on ne veuille prolonger l'excursion et visiter un pays dénudé, mais qui ne manque pas d'intérêt.

Alors il faudra prendre le second chemin qui se trouve à côté de la chapelle et gagner Saint-Ouen en ayant soin de donner rendez-vous à son cocher dans cette localité.

De Saint-Ouen suivre la route de Saint-Patrice-du-Désert, puis la route de la Ferté-Macé après avoir longé l'étang de la *Forge de Cossé* ; et enfin de la Ferté-Macé, on se rendra à Bagnoles.

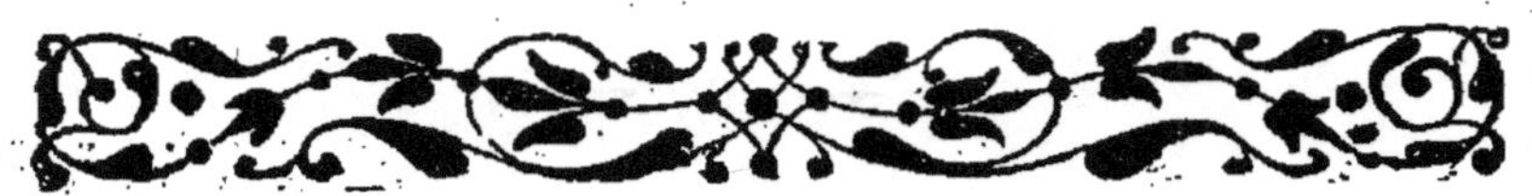

Lassay

Bois-Froust. Bois-Thibault.

Se rendre de Bagnoles à Couterne, et prendre au
sortir de ce bourg la route d'Ambrières en traversant
la ligne du chemin de fer et le pont de la Mayenne.

Vers le milieu du parcours, à quatre kilomètres
environ de Couterne, on aperçoit à gauche le clocher de l'Eglise de la Baroche-Gondouin, à droite
le château de la Drouardière, plus loin les bois de la
Drouardière et ceux de la Grivelière, et bientôt
apparaît la côte de *l'Aiguillon.*

En gravissant cette longue côte, il faut se retourner de temps en temps, car la vue est merveilleuse :
en face, c'est le château de la Roche-Bagnoles et la
forêt d'Andaine, à gauche le bourg de Juvigny et le
Mont Margantin, à droite le clocher de l'Eglise de

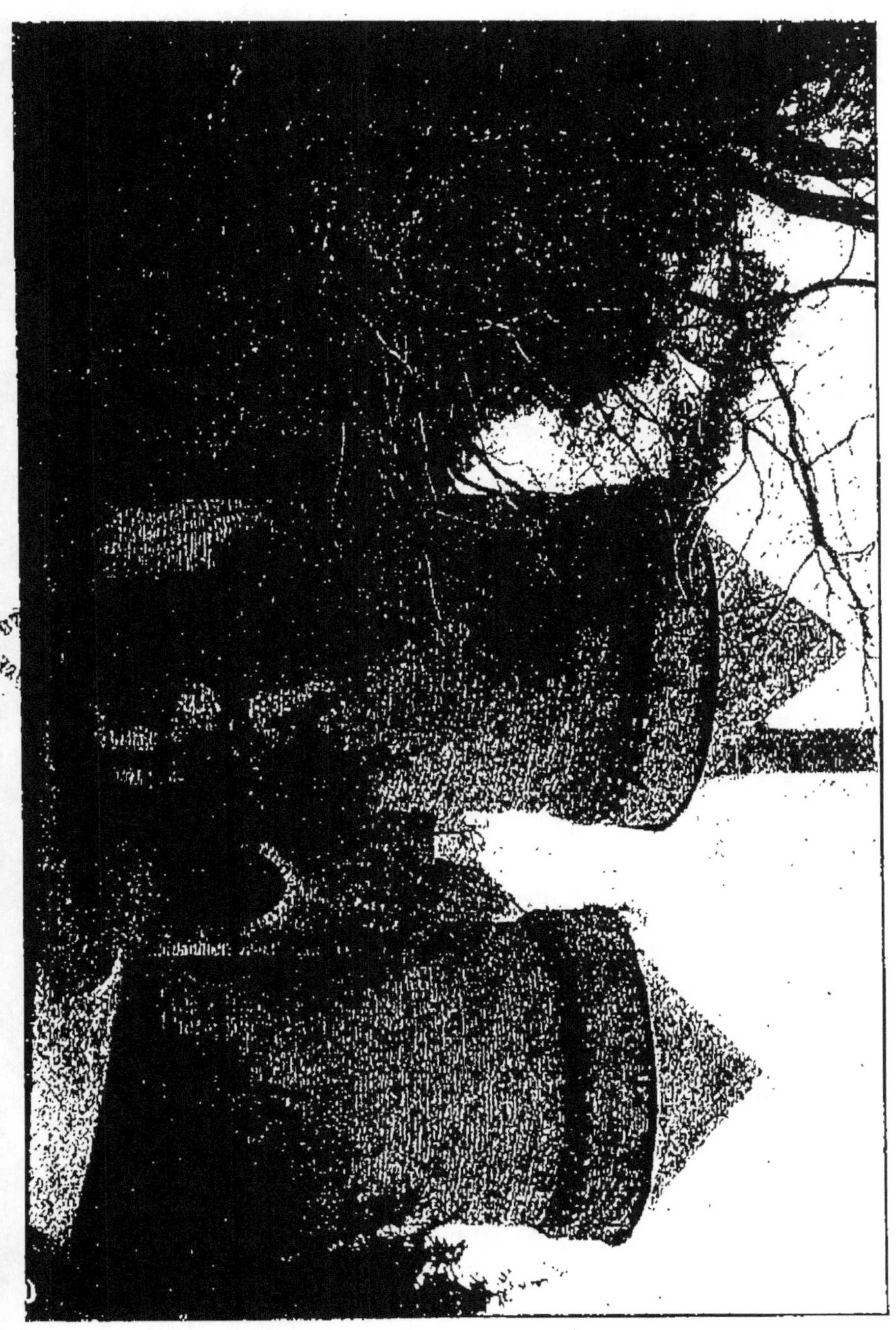

Madré, le bourg de Saint-Cyr-en-Pail, et au loin la forêt d'Ecouves et le Mont des Avaloirs.

Après avoir quelque peu dépassé le sommet de la côte de l'Aiguillon, on remarque sur la droite une chapelle du XVIIᵉ siècle, la chapelle St Joseph restaurée par l'ancien curé de St Fraimbault de Lassay, M. l'abbé Gillard, plus loin sur la gauche le clocher de St Fraimbault.

Enfin, avant de descendre la côte qui se termine aux premières maisons de Lassay, prendre la route de Thubœuf, et après avoir parcouru quelques centaines de mètres, on trouvera sur le bord de la route, à gauche, le tombeau de la *Petite Émigrée*, dont l'histoire est connue de tout le monde dans le pays.

Le 23 novembre 1793, une colonne de l'armée vendéenne arrivait à Mayenne pour se diriger vers les bords de la Loire, entraînant dans sa retraite des vieillards, des femmes, des enfants.

Parmi ceux qui ne purent suivre cette colonne se trouvait une jeune fille de 16 à 17 ans originaire de Fontenay-le-Comte, nommée Françoise Gaudérian.

Pensant qu'elle ne pourait rester sans danger à Mayenne, elle prit à tout hasard la route conduisant au Ribay, et s'arrêta en chemin brisée par la fatigue, les privations et la maladie.

Elle fut trouvée dans cet état sur le bord de la route par un nommé Grandin qui la coucha dans sa voiture et la fit descendre dans un cabaret où se trouvait en ce moment l'ancien maire du Ribay, Julien Thuault.

Vivement intéressé et ému par le récit de la jeune fille,

Thuault lui fit prendre un peu de nourriture et l'emmena chez lui au village de Coulion.

Françoise Gaudérian demeura avec les époux Thuault pendant deux mois et demi, mais l'hospitalité qui lui était accordée était aussi dangereuse pour elle que pour ceux qui la lui donnaient.

Des indiscrétions furent commises, l'origine de la jeune vendéenne transpira, et Julien Thuault fut dénoncé par le curé assermenté Jean Mahé.

L'ordre fut bientôt donné de procéder à l'arrestation de Julien Thuault et de Françoise Gaudérian, et le jour même les gendarmes Gautier et Nicolas, se présentèrent au village de Coulion.

Thuault put leur échapper grâce à son frère qui était venu le prévenir, mais Françoise, après des adieux déchirants faits à ses bienfaiteurs, fut conduite à Lassay et jetée dans la prison qui se trouvait près de la place du Boyle.

Françoise ne resta qu'un mois en prison et comparut le 7 mars 1794 devant le tribunal révolutionnaire.

Sa beauté, sa jeunesse, sa résignation, émurent les juges et arrachèrent des larmes aux personnes présentes.

— *Déclare que tu es enceinte*, et *tu es sauvée*, lui avait dit avant l'audience Marat-Rigaudière, avocat à la Ferté-Macé, signant de *Saint Martin de la Rigaudière* avant la révolution, et prenant part ensuite au mouvement révolutionnaire et au pillage des châteaux de la Coulonche, de Veaugeois et de Couterne les 23 et 24 juillet 1789.

— *Jamais*, répondit-elle, *je ne ferai un pareil mensonge, quand même ma vie en dépendrait.*

Meurs donc ! ajouta le juge.

Quelques instants après, la sentence de mort était prononcée, et le surlendemain, Françoise était exécutée à Lassay.

Le corps fut transporté sur un charriot appartenant au citoyen Mathurin Gallerie, dans l'endroit où l'on voit aujourd'hui son tombeau.

L'imagination populaire qui aime toujours le merveilleux, a ajouté que lorsqu'on eut déposé le corps de Françoise sur la voiture de Gallerie, quatre chevaux vigoureux eurent beaucoup de difficulté à le conduire au lieu de sa sépulture.

LASSAY, chef-lieu de canton de l'arrondissement de Mayenne, petite ville de 2600 habitants, est situé à 200 mètres d'altitude sur le versant Nord d'une haute vallée dominée par le majestueux château qui fait l'orgueil bien légitime du pays.

Bien que les hôtels soient nombreux à Lassay, il est d'usage de descendre à l'hôtel Notre-Dame que l'on trouve facilement au grand carrefour, centre de la ville. De là, en prenant à gauche la rue de l'ancienne église qui conduit au château de Lassay, on passe devant la halle aux grains qui était à l'origine la *chapelle du château* où, en juin 1589, le Gouverneur fut surpris pendant la messe, et mis à mort par le Seigneur du Bois-Thibault, Charles du Bellay et ses ligueurs. A l'extrémité de cette rue, on laisse à droite la maison qui servait de *grenier à sel*, à gauche la *prison seigneuriale*, et on débouche, après avoir parcouru la rue du château sur la petite place du Boyle, en face le château auquel on accède par un pont de pierre jeté sur l'ancien fossé et qui a pris la place du pont-levis.

Le château précédé d'une barbacane élevée en maçonnerie, percée de nombreuses et profondes embra-
sures avec canonnières et arbalétrières et dans laquelle on pénètre par un portail ogival, se compose
d'un corps de logis et de larges courtines reliant
entre elles huit vaillantes tours ; à leur sommet, la vue
s'étend sur quatre départements.

Après avoir pénétré dans la cour intérieure du
château et admiré d'intéressants détails d'architecture, notamment la porte d'entrée de la partie habitée,
les portes à ogive du rez-de-chaussée qui appartiennent au xv⁰ siècle, il faut monter l'escalier de la Tour
ronde du sud-est pour visiter les remparts qui fourni-
ront l'occasion d'une délicieuse promenade au-dessus de l'ancien étang et des bâtiments du moulin. On
aura, en outre, la vue d'un magnifique panorama formé
par des jardins admirables et un superbe horizon se
terminant aux rochers de Mortain.

On terminera cette visite en traversant la partie du
parc où se trouvait l'étang Barbot pour se rendre aux
casemates qui aboutissaient au château par un chemin
couvert partant de la poterne qui s'ouvre à la base du
rempart près du corps de logis.

Le château de Lassay bien conservé est un des
plus beaux monuments historiques de France dont
l'origine remonte au xi⁰ siècle. Il était alors la propriété des seigneurs de Mayenne, et au xiii⁰ siècle,
à la mort de Juhel III de Mayenne, les Seigneurs
de Vendôme le reçurent de sa fille Jeanne.

En 1419, Charles de Vendôme ayant fait alliance

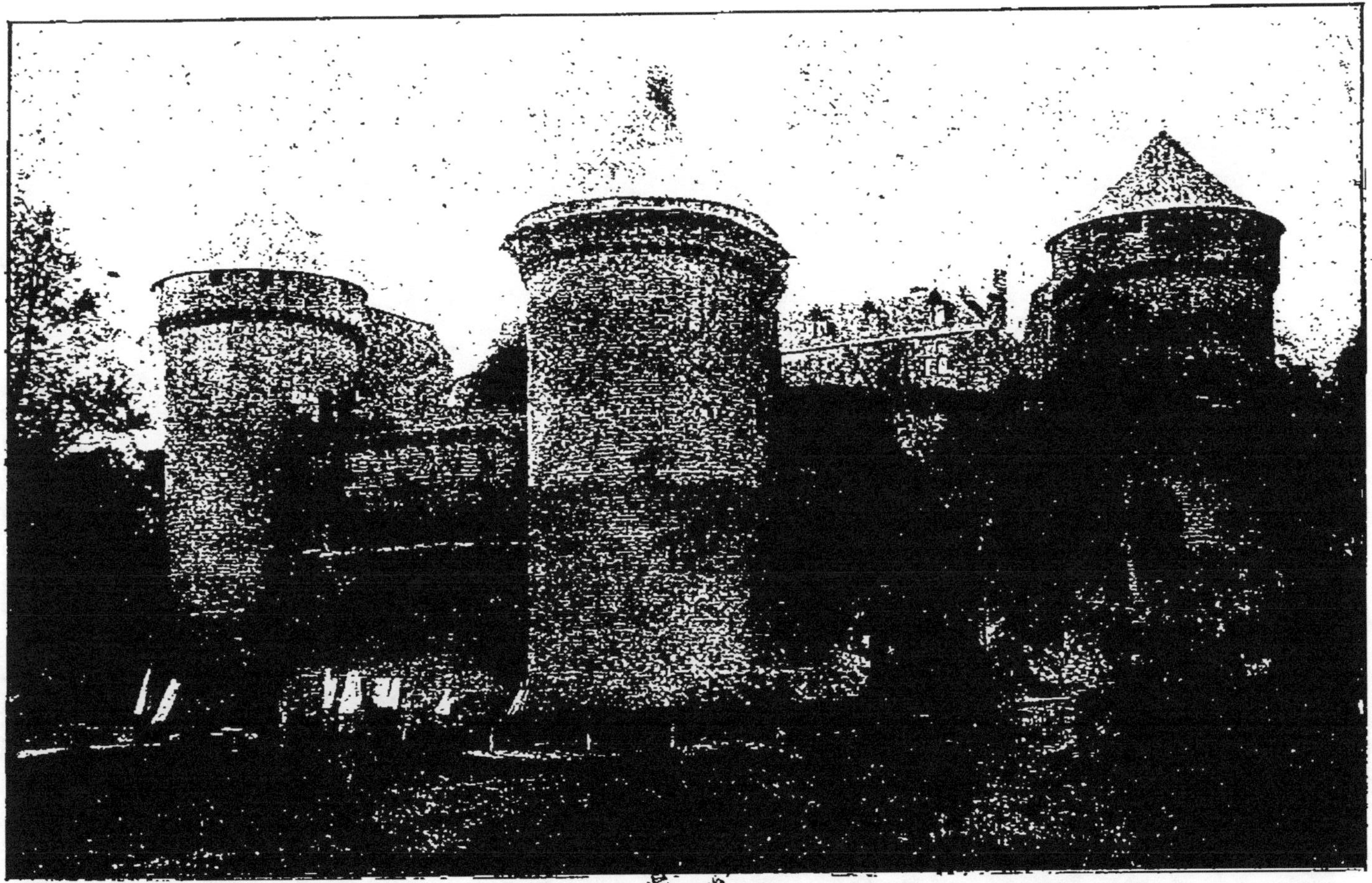

Cliché Chauvin

CHATEAU DE LASSAY

avec les Anglais qui venaient d'envahir la Normandie, le château de Lassay fut confisqué et démantelé par le beau frère du Régent, Jéhan des Vaux, capitaine de Mayenne.

Le fils de Charles de Vendôme obtint de Charles VII en 1457 l'autorisation de reconstruire le château qui reçut une garnison royale pour le défendre contre les Bretons, maîtres de Domfront.

Dans le cours du XVIᵉ siècle, Lassay devint à la suite d'alliances la propriété des Ferrières et des La Fin, et la place d'armes des Protestants ; aussi le château fut assiègé par Matignon en 1569 et des Chapelles en 1574.

En 1600, la terre de Lassay fut acquise par une dame d'honneur de Marie de Médicis, et après sa mort adjugée au seigneur de Bois-Froust, Isaac de Madaillan. Son petit-fils, Armand de Madaillan, fit quelque bruit sous le règne de Louis XIV, sous le nom de Marquis de Lassay. Chamfort cite souvent ses bons mots et s'exprime ainsi à son sujet : « Marquis de Lassay, homme très doux, mais qui avait une très grande connaissance de la société, disait qu'il faudrait avaler un crapaud tous les matins pour ne plus rien trouver de dégoutant dans la soirée, quand on devait la passer dans le monde ».

Armand de Madaillan et son père furent inhumés sous le chœur de la chapelle des bénédictines de Lassay.

Le dernier Marquis de Lassay fut le comte de Lauraguais, le collaborateur de Lavoisier. Il vendit après la Révolution la terre de Lassay au receveur général de l'Aube M. Pierlot, puis elle fut revendue en 1823 au grand père du propriétaire actuel, M. de Beauchêne.

La ville de Lassay procurera au touriste de nouvelles satisfactions par la visite de ses maisons anciennes, de son église, du couvent des bénédictines, de l'hospice de Saint-Fraimbault, des châteaux du Bois-Froust et de Bois-Thibault.

L'Église située près de la route de Mayenne a été construite il y a une trentaine d'années seulement. Elle appelle l'attention par les peintures murales du chœur, exécutées par un peintre décorateur du Mans M. Le Féuve, et reproduisant la vie de Saint-Fraimbault, l'apôtre du Passais au VI⁰ siècle.

Le Couvent des Bénédictines fondé en 1631 par Jeanne de la Drossonnière a été transformé pour l'installation des écoles de Lassay, et il n'en reste plus que la facade Louis XIII.

L'hospice de Saint-Fraimbault se trouve à un kilomètre de Lassay sur la route de Javron. C'est un établissement d'une importance très grande, et bien organisé. L'ancien curé de Commer, M. l'abbé Deschamps y a fait contruire une élégante chapelle. Le Bourg de Saint-Fraimbault est à une très petite distance de l'hospice.

Bois-Froust se trouve à une demi-lieue de la ville de Lassay, au détour d'une route qui a quitté celle de Domfront à une légère distance de la grille du Parc du Château de Lassay.

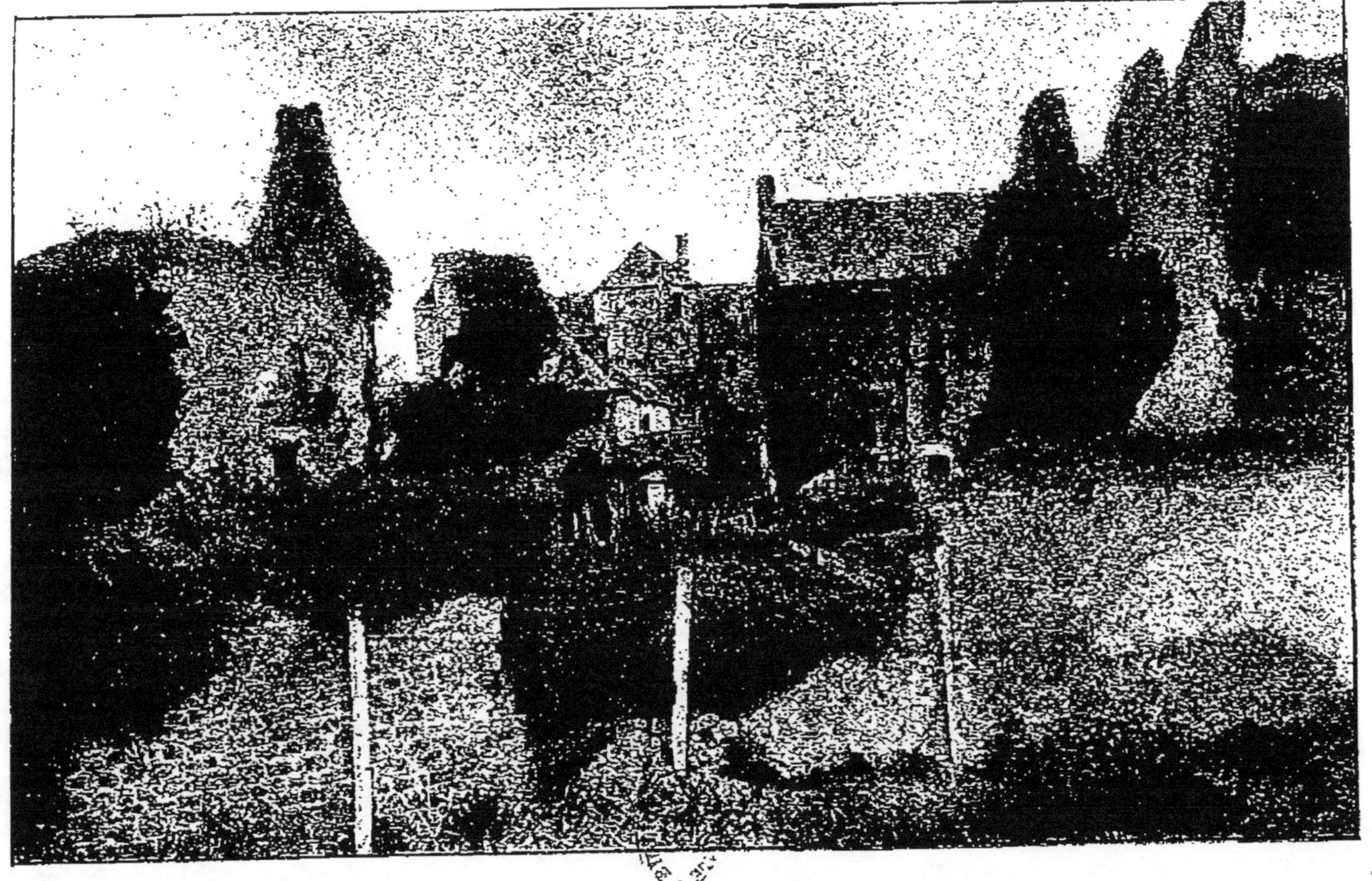

Cliché Martin

BOIS THIBAULT

Il ne reste plus de Bois-Froust que des ruines situées, dit Victor Hugo qui les visita à la fin du printemps de 1836, « au milieu des arbres les plus beaux et les plus farouches du monde » ; elles retiennent l'attention néanmoins par une belle porte en pierre de taille, deux tours aux extrémités du mur d'enceinte précédé d'un large fossé, et plus loin quelques pans de mur du vieux manoir.

De Bois-Froust, on peut se rendre aux Bois-Thibault par des chemins de traverse, mais il est préférable de rentrer à Lassay.

Pour se rendre de Lassay *au Bois-Thibault*, suivre la route de la Chapelle Moche pendant sept à huit cents mètres, prendre à gauche le chemin qui a remplacé l'ancienne avenue, et on ne tardera pas à apercevoir les impressionnantes ruines de Bois-Thibault si bien décrites dans *l'essai historique sur le château de Lassay*.

« L'ancienne demeure des du Bellay reste seule avec ses tours dont les ouvertures longues et déjà plus larges dénotent un siècle où la défense était moins nécessaire, et où l'on songeait plutôt à se mettre à l'abri d'un coup de main. Une partie plus habitable avec quelques jolis détails d'architecture déparés par des additions modernes, conserve encore quelques appartements logeables, mais l'autre n'est plus que ruines. C'est du reste la plus pittoresque.

« Après être entré par la haute porte ogive, on voit à gauche un escalier dont il ne reste plus que la large spirale dépouillée par la Révolution des pierres qui la composaient et dont le plan incliné devait être fort doux; On prétend que des chevaux chargés pouvaient le gravir. Une porte surbaissée donne entrée dans une vaste salle à l'ample manteau de cheminée en pierre ornementée, placée au centre du mur qui fait face à l'extérieur. Une fenêtre, à la profonde embrasure garnie de larges pierres de taille, donne sur la cour; une autre prend jour au dehors du manoir. Le mur où s'ouvre la cheminée en présente d'autres superposées aux étages supérieurs qui n'ont plus ni plancher, ni escalier pour y conduire. Le tout est sans toiture, ouvert aux intempéries des saisons qui en rongent les portes, et n'a d'autres habitants que les corbeaux qui lui font une cour assidue, mais il lui reste la poësie du souvenir.

« Au-dessus du Château est une Crypte souterraine fort remarquable dont les piliers trapus soutiennent une voûte en pierre... »

Le château de Bois-Thibault fut dévasté pendant les guerres de religion.

Délaissé par ses seigneurs, les du Bellay, puis les du Mats du Brossey pendant le XVIIe siècle, il fut habité à la fin du XVIIIe par la famille de Tournély qui le quitta à son tour après la révolution.

Le propriétaire actuel M. de Saint-Paul Lingeart a abandonné complètement le château et a vendu toutes ses dépendances.

On regagnera la route de la Chapelle-Moche pour la continuer en traversant le pont du Hazai jeté sur la Mayenne, Geneslai, le bourg de la Chappelle-Moche, au milieu duquel en prendra la route de Tessé-la-Madeleine.

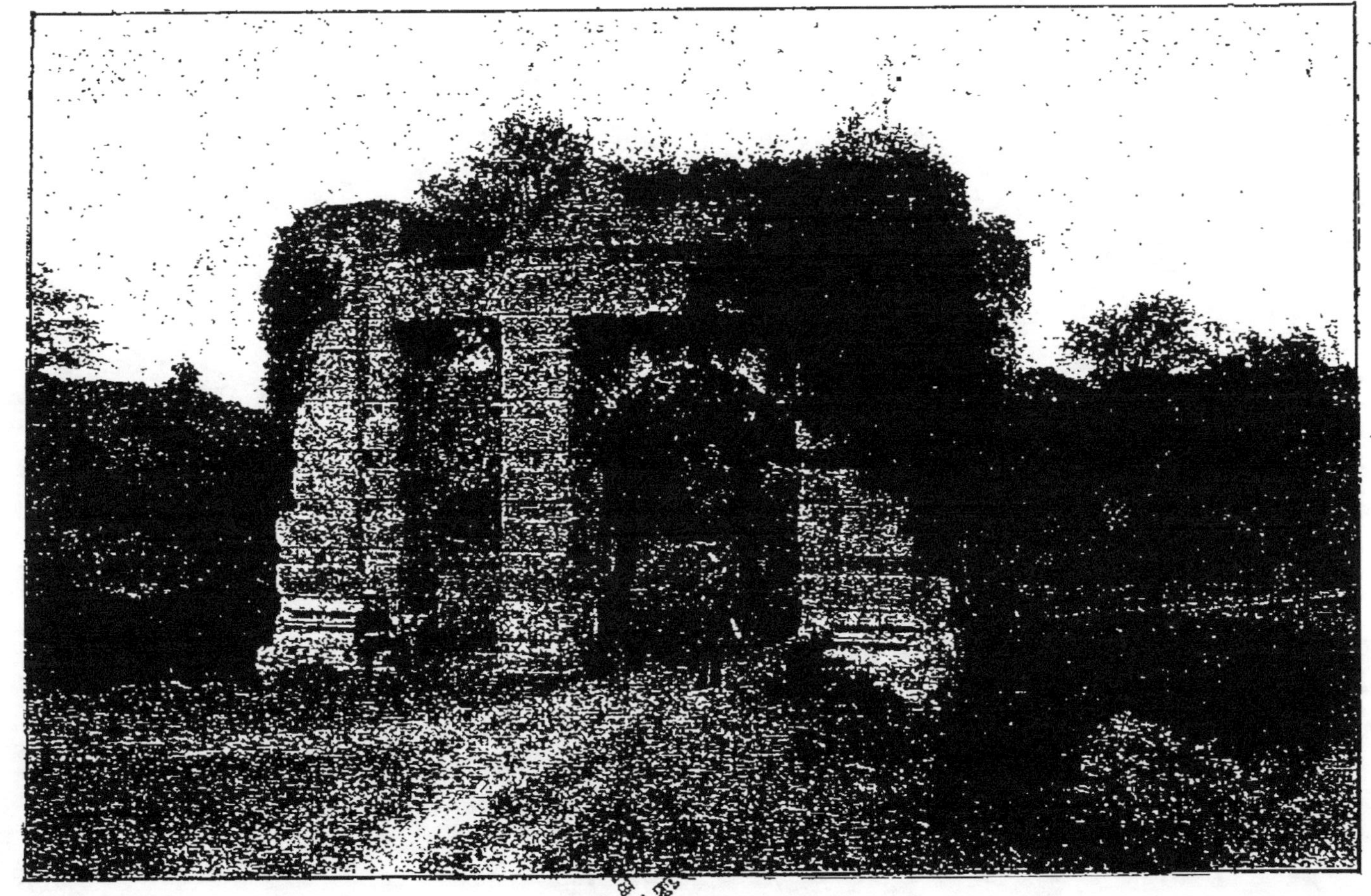

BOIS FROUST

Rasnes. — Carrouges

LE PETIT JARS.

---

e Bagnoles à Rasnes, 16 kilomètres. — De Rasnes à Carrouges, 12 kilomètres. — De Carrouges à Bagnoles,
26 kilomètres.

Prendre la route de Bagnoles à la Ferté-Macé, et
a sortir de cette ville la route d'Ecouché que l'on
uittera après un trajet de quatre kilomètres pour
siter Beauvain et son château.
Après avoir repris la route d'Ecouché, on laissera
droite, La Chaux, Saint-Georges d'Annebecq, et
rvenu au sommet d'une longue côte, on verra appa-
ître au milieu des arbres le château de Rasnes si
en décrit par M. Le Comte de Contades.

« Le château de Rasnes est situé au centre du Bourg du même nom, dans l'arrondissement d'Argentan. Placé agréablement entre une vaste cour d'honneur et une avenue de hêtres énormes, que prolonge à perte de vue la route de la Ferté-Macé, il est surtout remarquable par son magnifique donjon du xv⁰ siècle, ses superbes communs et le beau parc à l'Anglaise qui a remplacé les bosquets du temps passé, et qui s'étend jusqu'à des collines boisées, dont les allées d'arbres verts dessinent nettement le profil.

« Acheté au commencement du xv⁰ siècle par les ancêtres de ceux qui le possèdent aujourd'hui, le château de Rasnes paraît, peu après cette acquisition, avoir été l'objet d'une construction nouvelle. De cette construction, le Donjon seul est resté. Des réparations importantes furent faites au manoir de Rasnes en 1596, mais le château actuel, pour la plus grande partie, semble dater du xviii⁰ siècle. Il fut restauré et, pour ainsi dire, construit à nouveau par Louis d'Argouges, marquis de Rasnes, à la suite de l'incendie de 1719. Le château de Rasnes a été disposé, au courant de ce siècle, suivant le mode et le confort de l'époque. Aux souvenirs qu'y avaient laissés les membres des diverses maisons qui s'y sont succédés, se sont ajoutés ceux apportés par les familles de Broglie et de Berghes, entre autres, un admirable portrait commandé par Lord Grauby à Joshua Reynolds pour le maréchal de Broglie, son vainqueur de Corbach.

« Le donjon de Rasnes, à créneaux et à machicoulis, aux ouvertures d'une régularité bizarre, rappelle par certains détails l'architecture anglaise de l'époque. Il semble avoir été construit au xv⁰ siècle. Les titres du chartrier permettent de le penser, et l'autorité de maîtres compétents comme Ruprich Robert, l'éminent architecte, confirme cette opinion. Le donjon de Rasmes attire justement l'attention des curieux qui viennent non seulement admirer sa masse imposante, mais encore chercher sur la pierre des créneaux l'empreinte du pied de la fée. Une légende commune à toutes les habitations possédées par la famille d'Argouges, est en effet attachée au vieux Donjon,

« Un Seigneur de Rasnes était dit-on, l'époux d'une aimable et charmante fée. C'était le ménage le plus heureux du monde. Le châtelain ne vivait que de sa fée, et la fée de son côté, s'était prise de goût pour les choses de la terre, les beaux châteaux, les soyeuses étoffes, et surtout son chevalier qui terrassait les géants. Cette félicité ne devait pas avoir de terme, à moins que le nom de la mort qui met fin aux plus douces choses, ne fut prononcé, devant la dame de Rasnes. Or, un jour que, tout à sa coquetterie nouvelle, elle s'attardait à sa toilette comme une simple femme, le chevalier qu'elle faisait attendre, se prit à jurer par la mort. Aussitôt, laissant là mari, manoir et parures, la pauvre fée, regrettant et regrettée, s'envola vers les pays où l'on ne parle point de trépas. Elle laissa sur un créneau de pierre, l'empreinte du plus petit pied que l'on eût jamais vu. Le seigneur de Rasnes, jusqu'à la fin de ses jours, alla fidèlement contempler cette trace suprême. Il ne cessa jamais de rappeler par ses larmes celle dont son impatience avait provoqué la fuite.

« L'on prétend, cependant que, guidée par l'incurable regret d'un bonheur trop tôt passé, la fée revint parfois errer sur le donjon de Rasnes, et murmurer plaintivement ce mot déplorable de mort, qui à jamais a rempli de deuil son existence immortelle ».

Le château de Rasnes a été la propriété des d'Argouges, des De Montreuil, des de Broglie.

Mlle de Broglie épousa le vicomte de Berghes Saint-Winoch décédé en 1864. Leur fils Eugène, duc de Berghes, uni le 21 mai 1844, à Mlle Gabrielle Seillère, eut de ce mariage Pierre-Eugène-Marie, né le 7 juillet 1846, et Ghislain-Richard-François-Marie, né le 23 mai 1849.

La visite du château de Rasnes terminée, l'heure du déjeuner aura sonné.

Après le déjeuner, visiter l'Eglise, son portail et l'un des autels contenant le corps de Sainte-Rosalie donné par le pape Grégoire XVI, sur la demande de la duchesse de Berghes ; ensuite prendre près de la mairie la route de Carrouges.

CARROUGES. — Chef-lieu de canton, 981 habitants, situé au sommet d'une colline ne présente d'intéressant que son église, et le merveilleux panorama dont on jouit du haut du clocher.

En quittant le bourh de Carrouges, prendre la route de Lignières-La-Doucelle pour visiter l'un des châteaux le plus anciens et les plus considérables de la Normandie, le Chateau de Carrouges.

La château de Carrouges se compose de bâtiments disposés en carrés qui forment un ensemble imposant ; mais ses toits pointus, ses ouvertures aux dimensions les plus variées laissent à désirer au point de vue de l'élégance. Seul, le pavillon d'entrée, bâti en briques noires et rouges présente avec ses quatre tourelles aux angles, un aspect séduisant.

Les appartements ont subi de profondes modifications, et leurs décorations anciennes sont pour la

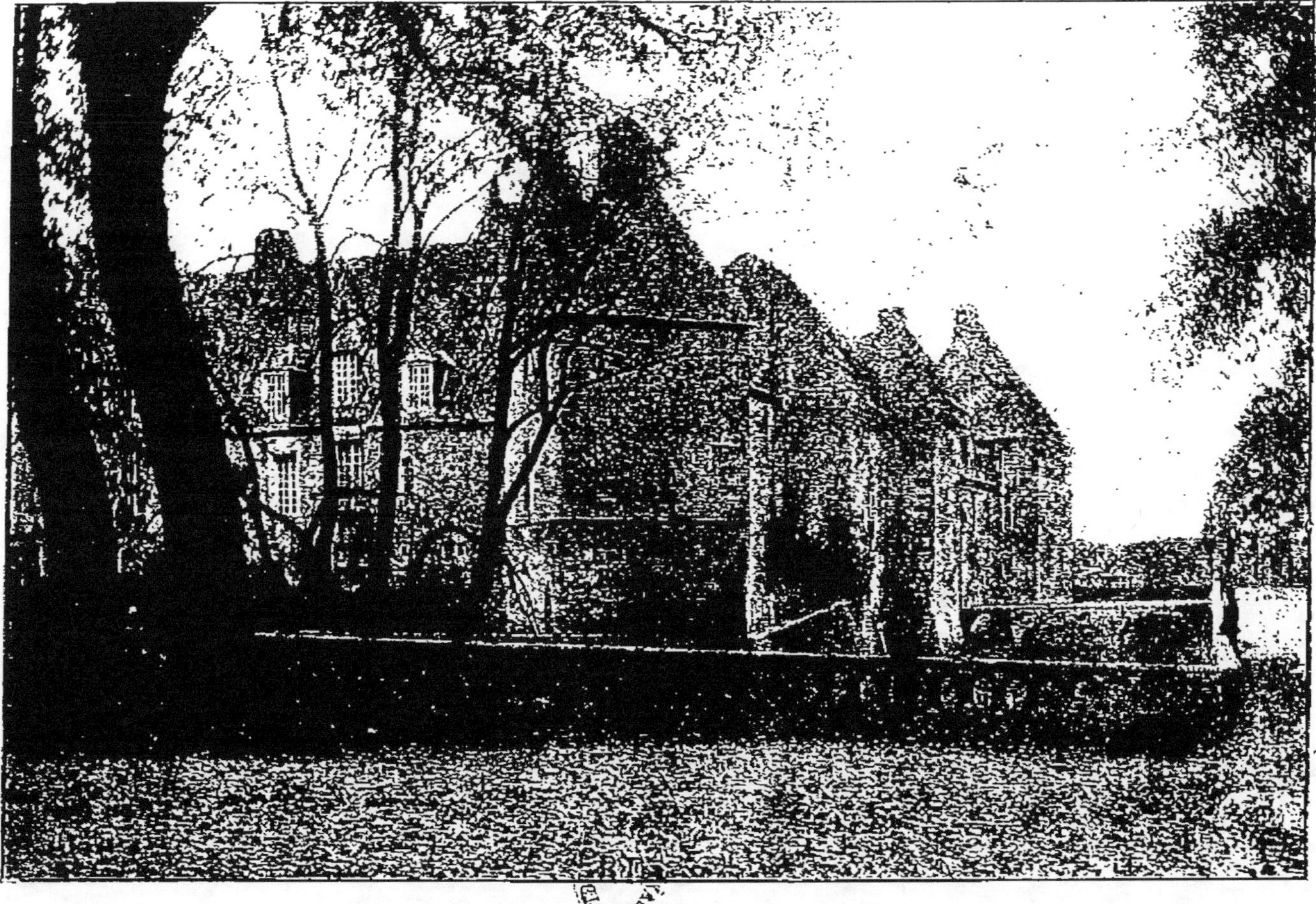

Cliché Martin

CHATEAU DE CARROUGES

plupart disparues. Une chambre où Louis XI et Marie de Médicis couchèrent en 1473, lors de leur voyage à Alençon, est digne d'attention par sa vaste cheminée et ses boiseries dorées ; au deuxième étage, une chambre et un oratoire sont remarquables par les moulures, les sculptures et les peintures des murs et des plafonds.

Enfin, quelques armures, notamment celle de Jean Le Veneur, tué en 1415 à la bataille d'Azincourt, une galerie de portraits de famille, une chasuble en soie à fond vert et croix rouge semée de fleurs de lys brodées en argent intéresseront vivement le visiteur.

Un des hôtes de ce château, Jean de Carrouges fut le héros d'une tragique aventure. Sa femme, Marie de Thibouville, accusa un des chambellans du comte d'Alençon, nommé Legrix, de l'avoir « traîtreusement efforcée ».

L'époux malheureux et Legrix se battireut le 21 décembre 1386 à Paris derrière le Temple, en présence du Roi, de sa cour et de la dame de Carrouges elle-même qui devait être brûlée, si son mari ne sortait pas vainqueur de la lutte.

Legrix succomba, et sommé d'avouer son crime il s'écria. « Je suis innocent » mais la dague de Carrouges lui perça la gorge. Son cadavre livré au bourreau fut pendu aux gibets de Montfaucon.

Après la visite du château de Carrouges continuer la route déjà suivie, traverser le bourg de Lignières-la-Doucelle, longer les rochers d'Orgères, et cinq cents mètres après le passage d'un petit ruisseau, s'engager à gauche dans un chemin d'exploitation. On ne tardera pas alors à atteindre les bords d'un étang magnifique entouré de forêts, connu sous le nom de *Fourneau-de-la-Vie*, et le château moderne du Petit-Jars, propriété d'un sportsman bien connu M. Du Rozier, située au milieu de la Forêt de la Motte.

Sur les bords de l'étang, des forges existaient autrefois, ainsi qu'en témoigne encore la présence de minerai et de scories.

Pour rentrer à Bagnoles, revenir sur ses pas, se rendre à St Patrice du Désert, prendre la route de la Ferté-Macé, après un parcours de quatre kilomètres celle d'Antoigny à gauche, et enfin l'allée forestière suivie déjà pour l'excursion aux gorges d'Antoigny.

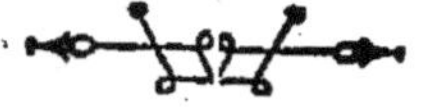

Le château du Grais

De Bagnoles se rendre à la Ferté-Macé et prendre la route du Grais.

A six kilomètres de La Ferté-Macé, le Château du Grais, entouré de belles prairies est situé près d'un vaste et tranquille étang auquel on se rend par une allée d'ifs plusieurs fois séculaires.

Il se compose d'un pavillon carré percé de meurtrières, et d'une grande tour au sommet de laquelle la vue s'étend sur toute la contrée.

Ce château a été plusieurs fois assiégé pendant l'occupation du pays par les Anglais. Il est aujourd'hui la propriété du marquis et de la marquise de Maleissye qui y demeurent une grande partie de l'année.

Rentrer à Bagnoles par la Ferté, ou mieux par Lonlay-le-Tesson et Saint-Maurice-du-Désert.

Saint-Ceneri-le-Gérei
Saint-Léonard-des-bois

———

En visitant Saint-Céneri et Saint-Léonard bâtis,
l'un à la limite de l'Orne, sur une presqu'île rocheuse,
l'autre contre le rocher, dans un des méandres de la
Sarthe, on fera une des plus belles excursions de
l'ouest de la France, tant au point de vue des sites
que du pittoresque.

Aussi, Saint-Céneri et Saint-Léonard sont-ils des
lieux de rendez-vous et de fêtes de famille très en
honneur dans toute la région ; Saint-Céneri notamment est devenu une véritable colonie d'artistes à la
recherche de sites inédits qui ne leur font pas défaut.

La marche à suivre pour cette excursion est de
prendre le train de 8 h. 47 à Bagnoles pour Alençon
où l'on aura eu soin de retenir une voiture en écri-
vant la veille à M. Lemaître, rue de la gare.

La distance d'Alençon à Saint-Céneri est d'environ

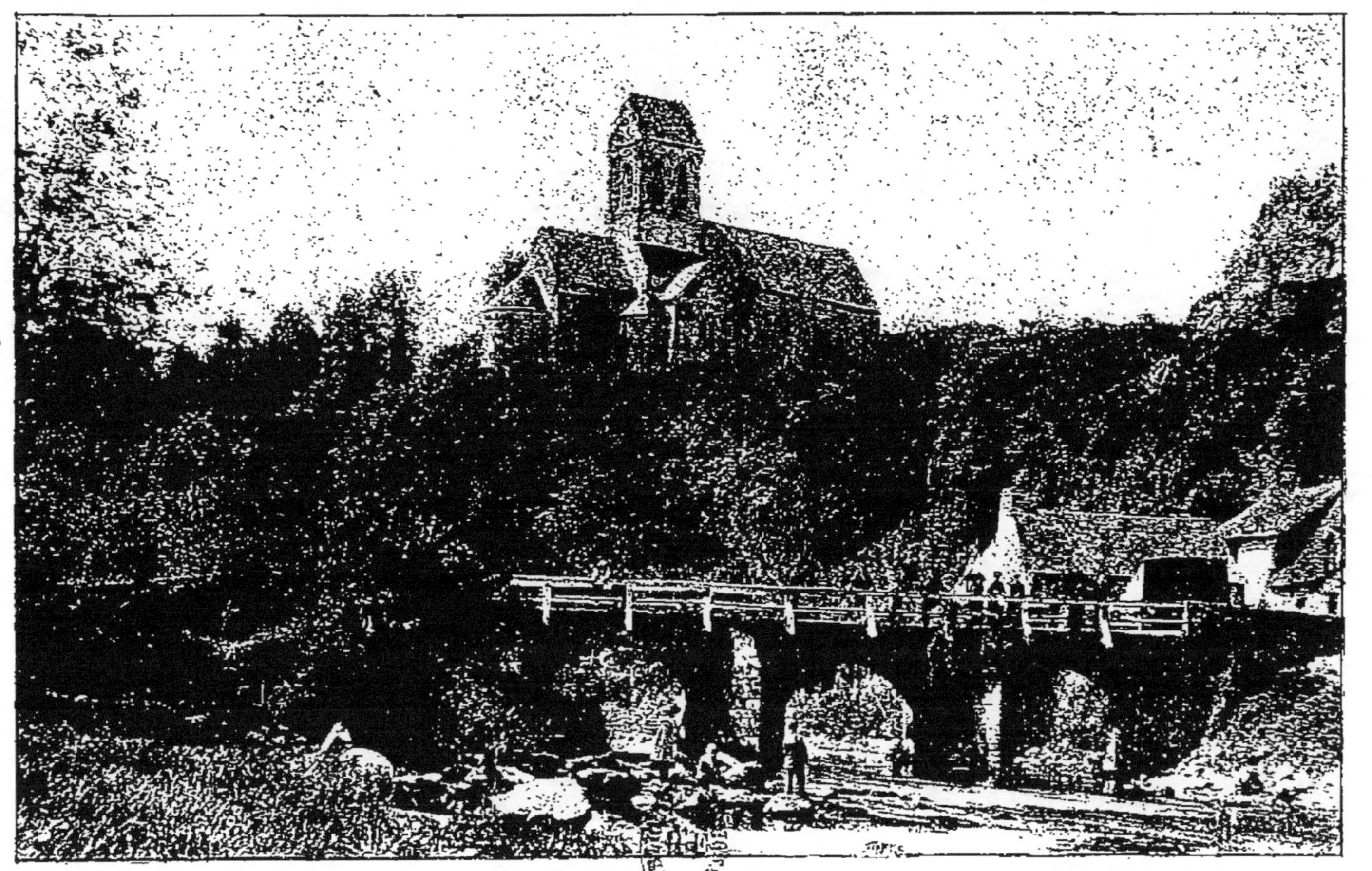

Cliché Martin

SAINT-CÉNERY

quinze kilomètres, soit en passant par Mieuxcé, ou mieux par Moulins-le-Carbonel, le voyage étant plus pittoresque.

On peut aussi, en utilisant le même train, descendre à Pré-en-Pail à 10 h., après avoir écrit au propriétaire de l'hôtel de Bretagne qui mettra une voiture à votre disposition à la descente du train.

SAINT-CÉNÉRI-LE-GÉREI. — Pour se rendre de Pré-en-Pail à Saint-Cénéri, prendre près de l'Eglise la route de la Poôté, longer la forêt de Multonne et le mont des Avaloirs, traverser le bourg de la Poôté, et bientôt apparaît le bourg de St-Cénéri avec la Sarthe à droite, et des rochers à pic à gauche.

Avant le déjeuner, voir l'Eglise édifiée sur l'emplacement d'un ancien monastère, et appartenant au style Romain ; on remarque à l'intérieur des peintures très intéressantes représentant quatre scènes de la vie de Saint-Cénéri, puis le cercueil en granit du Saint.

Derrière le chœur de l'Eglise, à l'extrémité de la colline, le paysage est ravissant avec les collines en face qui s'étendent jusqu'à Alençon, la Sarthe en bas, et à gauche une cascade et une ancienne usine.

Saint-Cénéri, pendant l'occupation anglaise, fut le centre de nombreux faits de guerre. Entre autres, on raconte que trente chevaliers chargés de la garde de la forteresse, dont il ne reste plus que des pans de murs, tentèrent une diversion du côté d'Argentan et rencontrèrent près de Rasnes, au hameau de la Couillardière un pareil nombre d'Anglais. Tous les Anglais furent tués ou obligés de prendre la fuite, et les Français rentrèrent triomphants à Saint-Cénéri.

Saint-Léonard-des-Bois. — Après le déjeuner quitter Saint-Céneri en descendant une côte rapide, traverser la Sarthe sur le vieux pont, gravir une côte, et se rendre à Saint-Léonard par la première route que l'on trouvera à droite.

A l'entrée du bourg, le touriste se trouve en présence de deux charmantes promenades : à droite, la colline du Haut-Fourchet, d'où la vue s'étend sur toute la région jusqu'à la forêt de Sillé, à gauche Narbonne auquel on accède par le chemin situé près de la mairie.

Après un parcours de 200 mètres d'une côte rapide, on atteint le rocher de la Barre, et à l'extrémité du *Champ du Pas*, il y a lieu de suivre à gauche pendant cent mètres le chemin qui conduit à la vallée des Echaineaux. Arrivé au sommet, se diriger vers la gauche, par un chemin en pente, et on ne tardera pas à apercevoir les anciens retranchements de Narbonne formés de deux fossés recouverts sur leurs bords d'éboulis de pierres, puis un peu plus loin un plateau qui fut autrefois un camp anglais avec une vieille baraque appelée, *Les finances*, où se réfugia un payeur du roi d'Angleterre pour se mettre à l'abri des coups de main des soldats d'Ambroise de Loré qui occupaient la forteresse de Saint-Céneri.

Pour regagner le Bourg de Saint-Léonard cinq

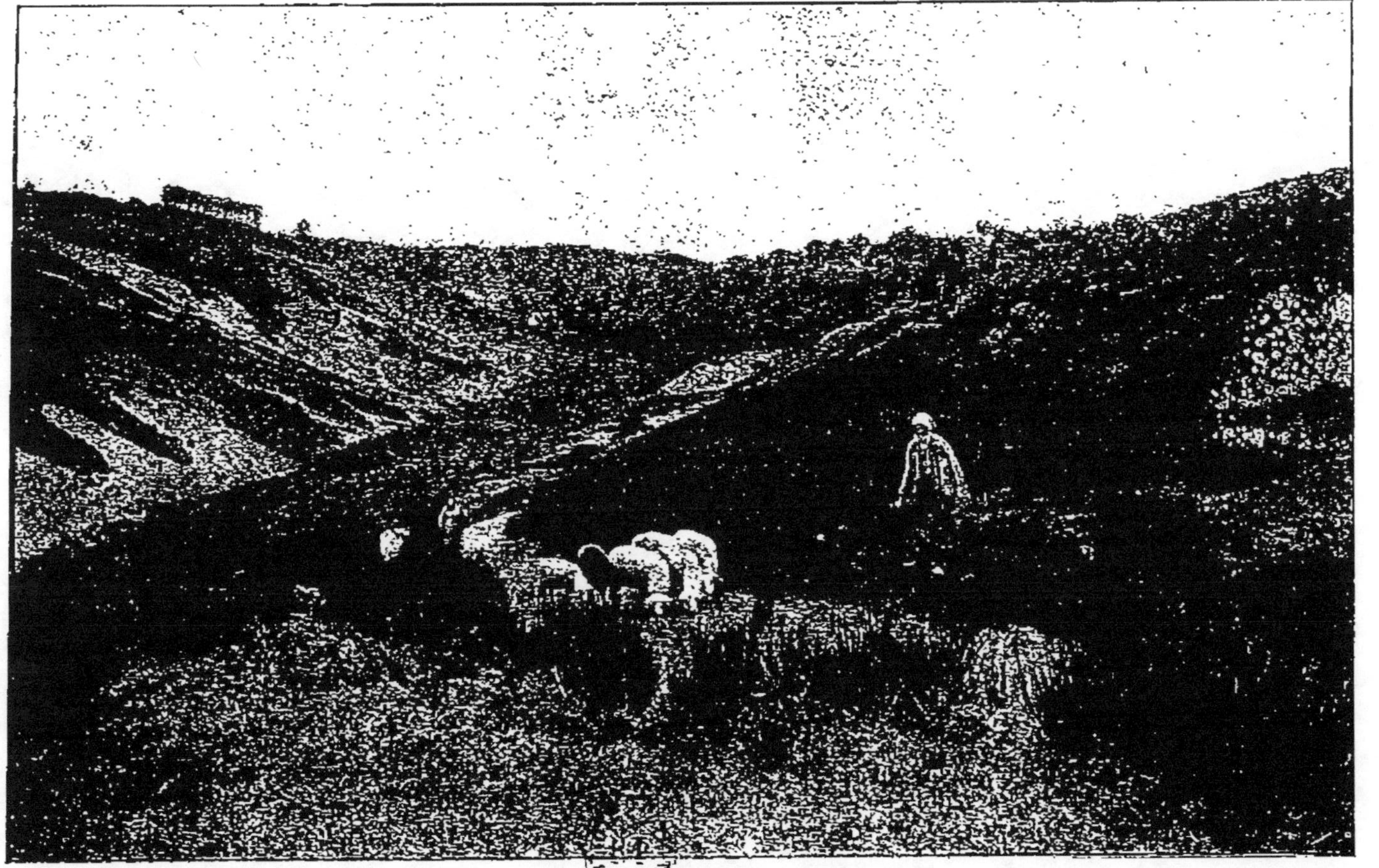

Cliché Martin

LES GORGES DE NAVARRE

minutes suffisent en s'engageant dans le petit passage situé près des *Finances*.

On pourra faire en outre l'ascension des buttes de Chamayon et de la Bruyère, en suivant, à partir du bas du bourg, le chemin qui côtoie la rivière.

On terminera cette excursion par une visite à l'église Saint-Léonard très curieuse par ses antiquités, et la à *Fontaine de pureté* dont les eaux sont en grande réputation dans le pays pour la guérison des petits enfants malades.

Cette source possède encore une propriété précieuse : « Toutes les fois qu'une femme d'une vertu douteuse vient y puiser de l'eau, le ruisseau qui en émerge tarit subitement. Pour qu'il reprenne son cours, il faut qu'une femme d'une vie sans tache vienne y puiser de l'eau à son tour. »

Pour rentrer à Pré-en-Pail, suivre le pont traversé à l'arrivée, et la route de Gesvres. Au sortir de cette petite localité, tourner à droite au bas d'une côte, et à 400 mètres de là, arrivé à une bifurcation, suivre la route de gauche et un peu plus loin celle de **Pré-en-Pail**.

A l'hôtel de Bretagne on trouvera une table bien servie qui permettra de dîner en attendant le train de 7 h. 53 pour rentrer à Bagnoles à 8 h. 51,

Alençon

Chemin de fer. — 53 kil. — Trajet en 2 h. 30 : 1re classe 8 fr. 90, 2e cl. 6 fr. 40, 3e cl. 4 fr. 20 (aller et retour). Omnibus. — Pour la ville et pour les hôtels : 0 fr. 40 c. sans bagages. Voitures de place : à la gare, rue du Cours et Place de la halle au blé. — La course 1 fr. ; l'heure 1 fr. 75. Poste, télégraphe et téléphone, rue du Jeudi.

ALENÇON, chef-lieu du département de l'Orne, au confluent de la *Sarthe* et de la *Briante* compte une population de 17,841 habitants.

Au sortir de la gare, suivre la *rue de la Gare* jusqu'à la *place de la Pyramide* où commence à gauche la *rue Saint Blaise* qui est la plus importante de la ville, avec la *Grande-Rue* qui la continue. A droite on remarque la *Préfecture* qui date du XVIIe siècle (ancienne intendance), plus loin à gauche *l'Eglise Notre-Dame* avec son magnifique portail, ses jolies balus-

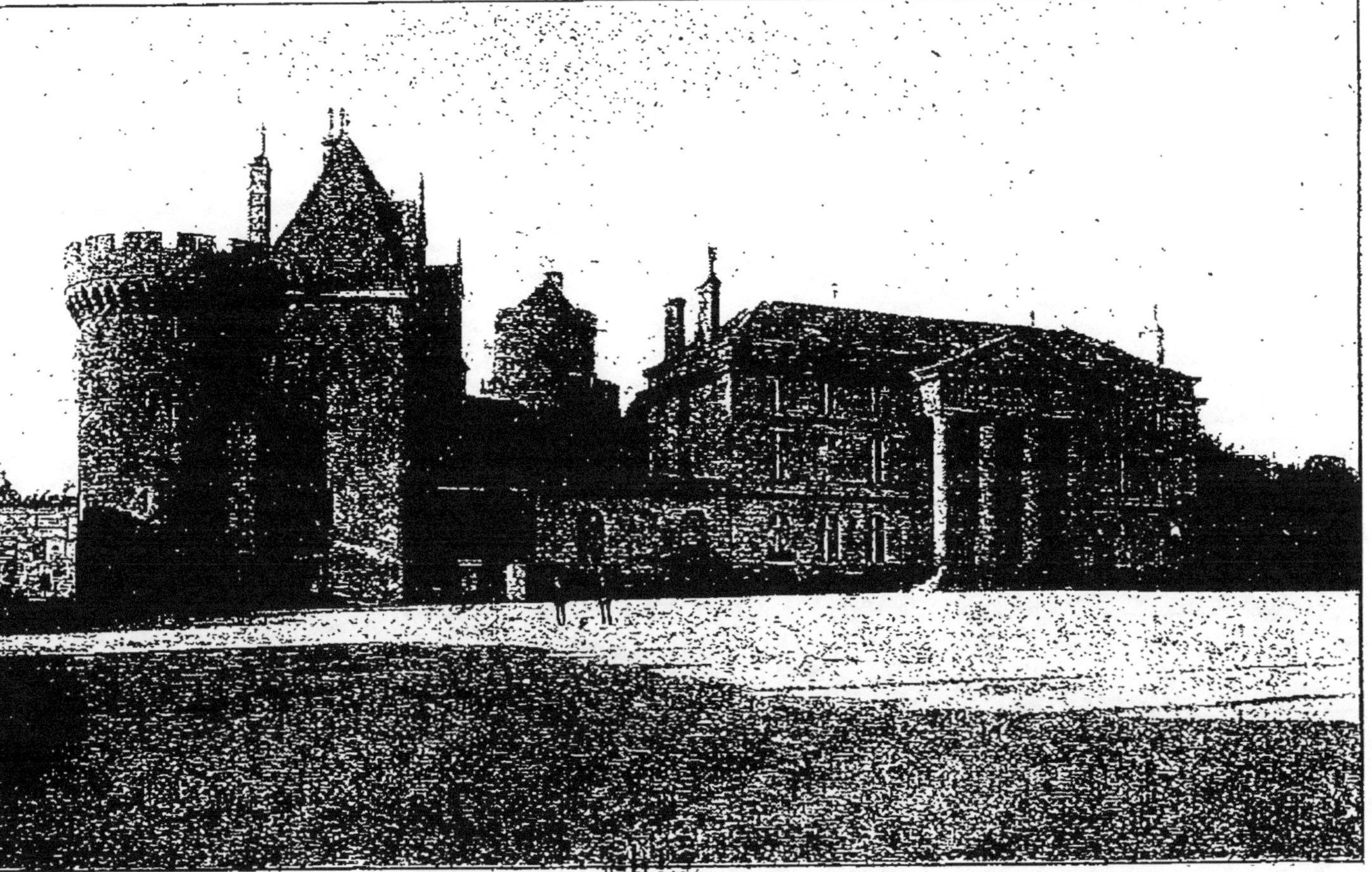

Cliché Martin

ALENÇON — PLACE D'ARMES

trades, ses admirables vitraux des xv° et xvi° siècles et sa chaire si richement sculptée. Cette église est du style ogival flamboyant.

En prenant à droite la *rue aux Sieurs*, et après avoir passé près d'une immense rotonde, la *halle au blé*, on arrive à la *place d'Armes* où se trouvent réunis *l'hôtel de ville*, le *palais de justice*, les *deux tours crénelées* qui restent de l'ancien *Château*, et qui servent de *prison*.

A *l'hôtel de ville*, un *musée* que chaque jour les étrangers peuvent visiter renferme quelques belles peintures, des dentelles, des médailles, une collection d'histoire naturelle, etc.

A gauche de l'hôtel de ville se trouve l'entrée d'une magnifique promenade, et à droite dans un petit jardin public, on remarque un beau monument élevé par la ville d'Alençon à la mémoire de Léon de la Sicotière, ancien sénateur de l'Orne.

Sur la place d'Armes aboutit la rue du *Lycée*, établissement dont la chapelle renferme 26 magnifiques armoires de chêne contenant 20.000 volumes et 177 manuscrits.

A l'extrémité de la Grande-Rue, *l'Eglise Saint Léonard* qui date du xv° siècle a été récemment restaurée. L'intérieur appelle particulièrement l'attention par ses autels, la chaire, des vitraux remarquables.

Alençon était autrefois une des villes importantes de la Basse-Normandie ; on y fabrique des toiles, et les superbes dentelles dites « point d'Alençon » qui n'étaient naguère sa richesse et sa prospérité, ne s'exécutent plus aujourd'hui que sur commande.

HôTELS. — Du *Grand-Cerf*, rue Saint Blaise ; de *France*, même rue ; de *la Gare*, rue de la Gare ; de *l'Orne*, rue du Jeudi.

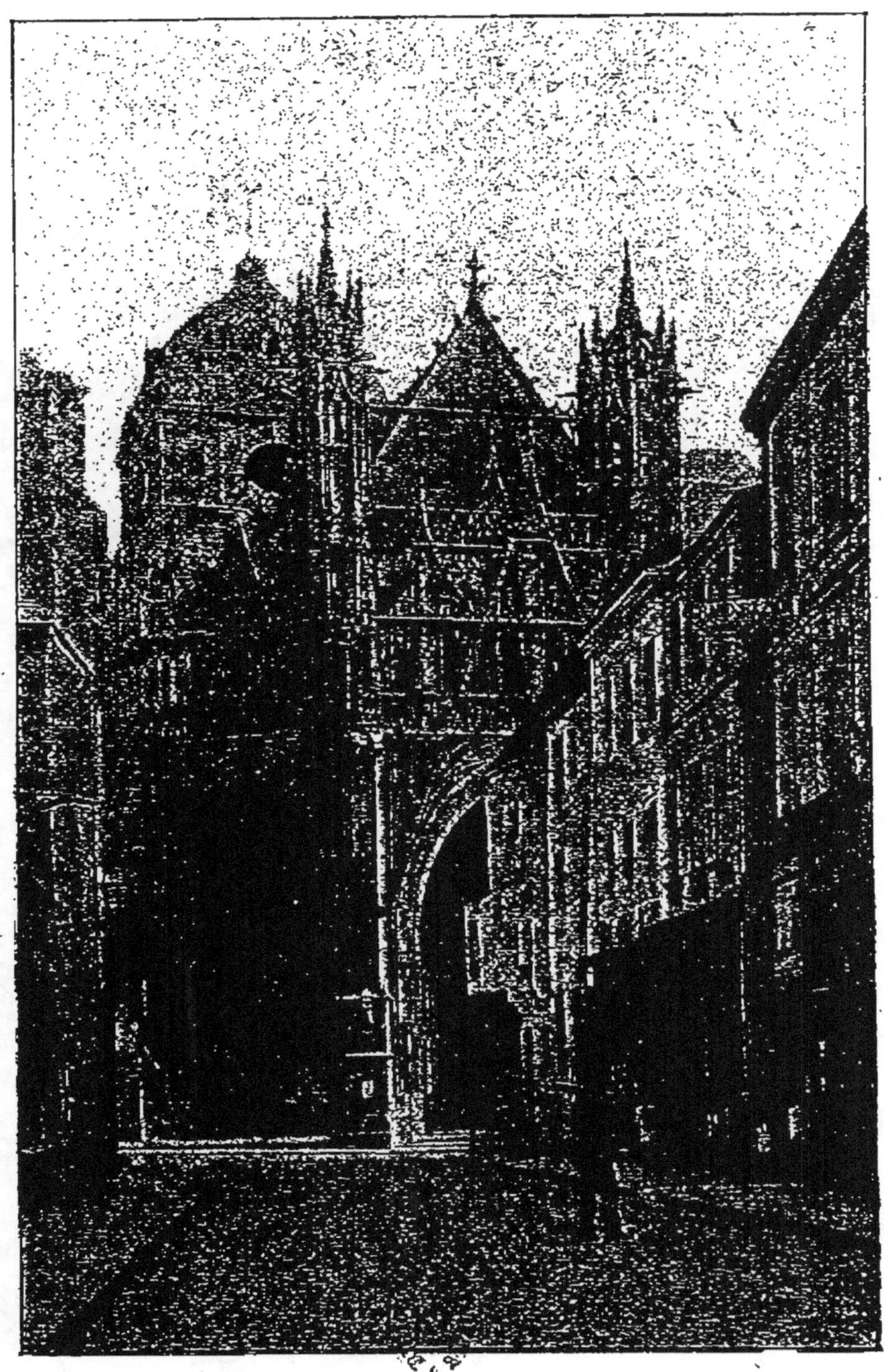

ÉGLISE NOTRE-DAME

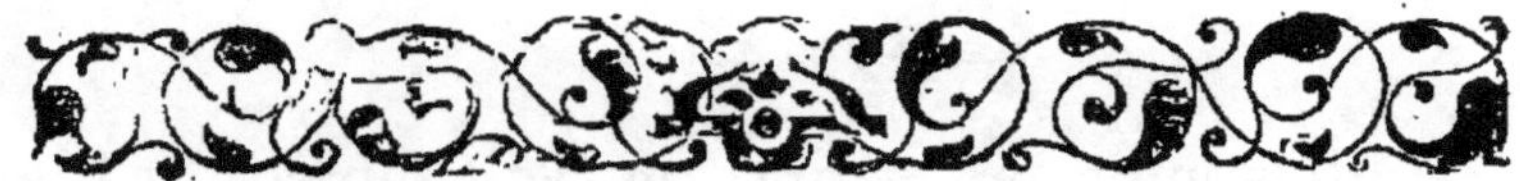

Le Mont Saint-Michel

107 kil. — Chemin de fer et voiture. — Trajet en
5 heures. — Aller et retour : 1ʳᵉ cl. 14,40 ; 2ᵉ cl., 10,30 ;
3ᵉ classe, 7,90. Omnibus de Pontorson-au-Mont : 2,25.
Tramway en construction.

La plupart des Baigneurs qui fréquentent notre
station thermale vont visiter le mont Saint-Michel.
Une journée et demie est nécessaire pour cette merveilleuse excursion.

Prendre le chemin de fer à Bagnoles à 11 h. 44,
changer de train à *Briouze* (12 h. 34) puis à *Folligny* (2 h. 33), et on arrive à 3 h. 42 à *Pontorson*, où
des voitures publiques faisant un service régulier
(2 fr. 50, aller et retour) et des voitures particulières (10 à 12 fr.) sont à la disposition des voyageurs
pour le MONT SAINT-MICHEL situé à une distance
de neuf kilomètres.

Au sortir de Pontorson, on s'engage dans la

plaine et de temps en temps on voit apparaître le *Mont* à l'horizon.

Après *Moidrey et Beauvoir*, on remarque de nombreux monticules de sable fin appelé « tangue », utilisé comme engrais par les gens du pays, et on atteint bientôt la digue construite en 1879 pour relier le Mont Saint-Michel au continent.

A l'extrémité de cette digue dont la longueur est de deux kilomètres environ, les voitures s'arrêtent, et on se rend au pied des remparts pour traverser la passerelle conduisant à l'unique entrée du Mont-Saint-Michel.

Cette entrée est protégée par les tours de la *Barbacane* et de l'*Avancée*, puis défendue par trois portes fortifiées : celle de *Bavole*, celle des *Michelettes*, et celle du *Roi*.

Soit que l'on suive la rue bordée de vieilles et curieuses maisons qui abritent les 199 habitants du Mont Saint-Michel, soit que l'on gravisse l'escalier qui mène aux remparts, on arrive à un donjon flanqué de deux tourelles à encorbellement, le *Châtelet*, partie importante du groupe de constructions appelé la *Belle-Chaise*.

On pénètre alors dans la *Salle des gardes* pour s'adresser au gardien qui fait visiter l'abbaye de 8 h. à 11 h. du matin, et de midi et demi à 6 heures.

Un petit passage conduit à la cour de l'*Eglise* où l'on prend à gauche un escalier qui permet de monter à la plate-forme *Sault-Gauthier*, devant l'Eglise.

De l'Eglise dont il ne reste que les quatre premiè-

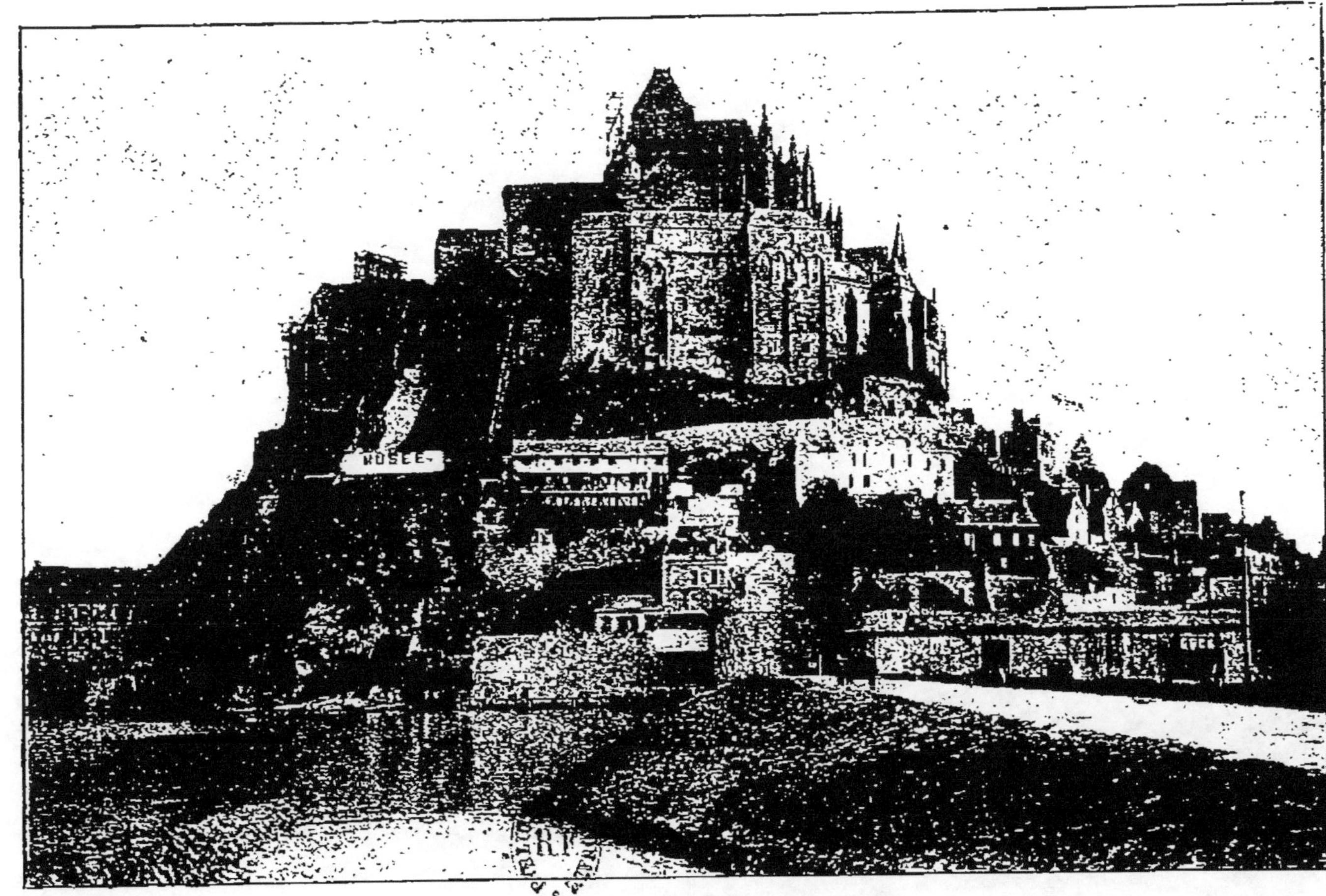

Cliché Chauvin

LE MONT SAINT MICHEL

res travées, le transept et deux chapelles latérales, on se rend par un escalier à vis jusqu'à l'*escalier* de *dentelles* aboutissant à une petite plate-forme d'où l'on jouit d'un immense panorama.

On redescend dans l'Eglise, et du côté gauche on pénètre dans une immense construction composée de trois étages, la MERVEILLE.

Le premier étage comprend le *Cloître* et le *Dortoir*, le second la *salle des Chevaliers* et le *Réfectoire*, et l'étage inférieur l'*Aumônerie* et le *Cellier*.

Du cloître qui est un chef-d'œuvre d'architecture, on descend à l'*Ancien promenoir des Moines* où l'on voit au fond l'*Hôtellerie* et ses *dépendances*, la *Crypte de l'Aquilon*, le *petit et le grand exil* composé d'une dizaine de cachots, la chapelle de *Notre-Dame des Trente-Cierges*, avec sa roue immense installée pour monter les provisions.

Au deuxième étage, le *réfectoire* est une magnifique salle de 35 mètres de longueur avec des cheminées monumentales, et la *salle* des *Chevaliers* est considérée comme le plus beau vaisseau gothique du Monde entier.

Sous le chœur de l'Eglise, il faut encore voir la *Crypte des Gros-Piliers*, et au premier étage de la Merveille, le *cellier* et l'Aumônerie.

A la sortie de l'Abbaye, dans une petite ruelle à droite, le *Musée* (Entrée : 1 fr.) offre un certain nombre de curiosités locales, des armes, des instruments de supplice ; plus bas le *Trésor de Saint-Michel* (50 c.) est également intéressant.

L'excursion du Mont Saint-Michel serait incomplète, si on n'en faisait pas le tour en barque (1 fr. par personne) ou à pied après avoir bien pris ses renseignements pour n'être point surpris par le flot qui arrive avec la rapidité d'un cheval au galop.

A marée basse, on peut encore visiter la *chapelle Saint=Aubert*.

HOTELS : *Poulard aîné*, chambres 3 fr. — Déj. 2 fr. 50. — Dîn. 3 fr.

Poulard jeune, chambres 2 fr. — Déj. 2 fr. Dîn. 2 fr. 50.

VOITURES PUBLIQUES. — Départs du Mont pour Pontorson : 6 h. 20, 8 h. 30 du matin. — Midi 45, 2 h. 30, 5 h., 5 h. 30 du soir.

POSTE ET TÉLÉGRAPHE. — A droite en montant le village : Ouverture des bureaux, de 7 h. à midi et de 2 h. à 4 h.

Pour rentrer à Bagnoles, il faut prendre à Pontorson le train de 2 h. 58 arrivant à Folligny à 4 h. 3 et correspondant avec l'express de Granville à Paris qui s'arrête à Briouze à 6 h. 19. Le train conduisant à Bagnoles part à 6 h. 26 pour arriver à 7 h. 15 dans notre station thermale.

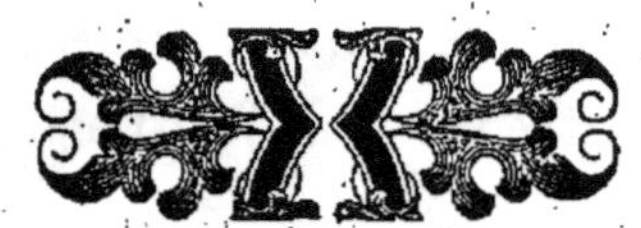

Service médical

**Médecins consultants à Bagnoles-de-l'Orne
pendant la Saison Thermale.**

MM. les Docteurs :

BARRABÉ, ✺, Villa Marguerite.— De 3 h. à 5 h.
CENSIER, Villa des Houx. — De 1 à 4 h.
HANNEQUIN, Villa du Petit-Val. — De 3 h. à 5 h.
POULAIN, Villa Normande. — De 3 h. à 5 h.
VAUCHER, Villa des Chrysanthèmes. — De 1 h.
à 4 h.

MM. les Docteurs séjournent à l'Établissement
Thermal le matin de 7 h. à 9 h., et le soir de 5 à 6 h.

M. BRUNAT, pharmacien de première classe.

Renseignements pratiques

Omnibus.

Des principaux hôtels à la gare.

Hôtels.

De l'Établissement thermal ;
Grand Hôtel ;
De Bagnoles ;
De Paris ;
De la Terrasse ;
De la Gare ;
De la Madeleine ;
De Normandie ;
Videcoq.

Villas. — Pensions de famille.

Saint François. — *Sœurs franciscaines.*
Du Gros-Chêne ;
Javin.

Restaurants.

De L'Etablissement thermal ;
Du Grand Hôtel ;
De Bagnoles (*hôtel*) ;
De Paris (*hôtel*) ;
De la Terrasse ;
De la Gare ;

Cafés.

Du Casino ;
De L'Etablissement thermal ;
Du Grand Hôtel ;
De L'Hôtel de Bagnoles ;
De L'Hôtel de Paris ;
De la Terrasse ;
De la Gare ;
De Normandie,
Lebossé.

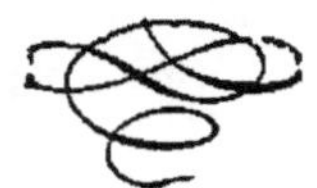

Villas et châlets à Bagnoles

Villa de l'Hippodrome A.
   »   »   B.
— Guilmard.
— des Genêts.
— des Roses.
— des Abeilles.
— Saint-Antoine.
— des Chèvrefeuilles.
— du Gros-Chêne.
— La Charmeuse.
— Le Val Fleuri.
— Saint-Louis.
Châlet Saint-Louis.
— du Lac.
Villa Saint-Hubert.
— Marguerite.
— Georges.
— Saintonge.
— Les Fougères.
— Les Liserons.
— Maison Blanche.
— Les Fauvettes.
— Pauline.
— Joyeuse.
— des Chardonnerets.

Villa des Houx.
— Féréol.
— Les Hortensias.
— Le Castel.
— Le Cottage.
— Les Moineaux.
— Les Glycines.
— Aimée.
— Sainte-Anne.
— Les Glaïeuls.
— Les Myrtilles.
— Spiesse.
— Beauséjour.
— Elisabeth.
— Les Sorbiers.
— Mignon.
— Saint-François.
— Le Roé.
— Caprice.
— Sans-Pareille.
— Sans-Gêne.
— Simple abri.
— La Bicoque.
— Marie.
— Le Dante.

Villa Siana.
— Les Chênes.
— Les Pervenches.
— La Chesnaye.
— Jeanne.
— Henriette.
Châlet Normand.
Villa Les Bruyères.
— Raphaël.
Châlet de la Czarine.
Villa Carmen.
— La Marjolaine.
— Les Lauriers.
— Les Ablettes.
— Saint-Charles.
— La Grotte.
— La Vée.
— Tricolore.

Villa H
— Boisnard.
— Leudière.
— Sans Nom.
— Louis.
— Les Rosiers.
— Les Pins.
— Regina.
— La Roche-du-Pin.
— Le Lys des Vallées.
— L'Enfant Jésus.
— Rawemsgray.
Châlet Suédois.
Villa Les Ambassadeurs.
— Les Bois.
— Pasquier.
— La Tanière.
— L'Antre.

A Tessé-la-Madeleine.

Villa Versailles.
— Le Petit Val.
— Cordier.
— Mariel.
— Le Val Normand.
— Desnos.
— Les Bergeronnettes.
— Les Hirondelles.
— Les Fleurs.
— Le Rêve.
— La Mignonnette.
— Les Violettes.
— Les Charmettes.
— Les Lilas.
— Bel-Air.
Pavillon Olga.
Villa Printemps.
— Madeleine.
— Eugénie.
— Tranquille.
— Hamlet.
— Sanguin.

Villa Sonnet.
— Léonard.
— Pottier.
— Dupont.
— Leblanc.
— La Chaumière.
— Les Ormeaux.
— L'Hermitage.
— Les Buats.
— Campagne.
— Bon-Repos.
— Boudon.
— Clément.
— Sans-Souci.
— Les Chrysanthèmes.
— Les Myosotis.
— Raquin.
— Baratte.
— Goumaut.
— Guesdon.
— Roussel.

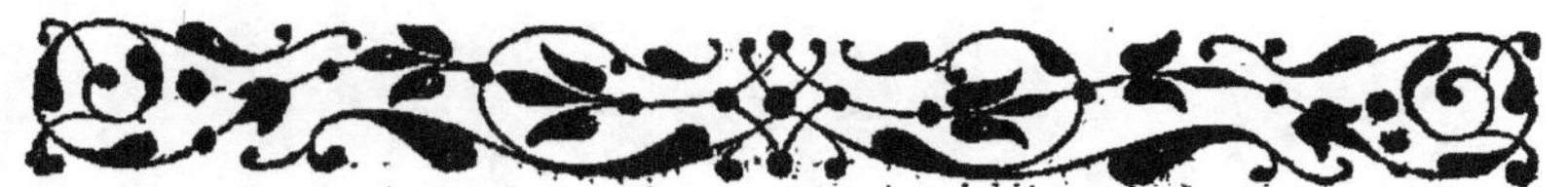

PRIX DES BAINS, DOUCHES, ETC.

HYDROTHÉRAPIE.

1 peignoir.............................⎫ Fr. 2 »
2 serviettes...........................⎭

BAIN.

Simple de Baignoire... ⎰1 peignoir.....⎱ Fr. 2 »
⎱2 serviettes.....⎰
Simple avec cabinet de toilette............ 3 »
Avec Douche en baignoire................ 3 »
Russe................................. 5 »
A eau courante........................ 5 »
De siège.............................. 0 75
De pieds.............................. 0 25
De Piscine. ⎰1 Peignoir..............⎱ Fr. 1 »
⎱1 Serviette..............⎰
De Piscine à des heures spéciales......... 2 »
Cabinet de repos l'heure................. 3 »
Inhalation, pulvérisation................. 1 »

MASSAGES.

Massage partiel........................ 4 »
—   général........................ 5 »
—   —   dans les appartements.... 6 »
Douche après massage.................. 1 »

ACCESSOIRE. LINGE SUPPLÉMENTAIRE.

Caleçon	0 15
Costume..........................	0 25
Son..............................	» 50
Fond de Bain.....................	» 30
Peignoir en coton................	0 25
— éponge...........	0 30
Serviette.........................	» 10

EAUX THERMALES.

En gare de Bagnoles, la bouteille	emballée	0 50
	en bonbonne.	0 25
Prise à la Source, la b⁰ capsulée et étiquetée...........................		0 35
Par verre pris à la buvette..............		0 10
Abonnement à la buvette pour la Saison..		10 »
— — pour une saison de 25 jours...........................		5 »

La Société accorde le demi-tarif aux indigents envoyés en deux séries toutes les saisons par la préfecture de l'Orne, le demi-tarif également à tous les membres du clergé, et sur leur demande et la présentation de leur carte d'identité, à MM. les officiers des armées de terre et de mer en activité.

Petites voitures.

Pour les châlets, hôtels et Tessé-la-Madeleine.

Aller et retour aux Bains....	1 fr. 25
La course...............	1 fr. »
L'heure................	1 fr. 75

Porteurs.

En fauteuil, aux Bains ou au Restaurant, pour les personnes descendues à l'Établissement.

Aller et retour............ 0 fr. 50

En chaise à porteur, ou brancard.

La Course.............. 3 fr.

Aller et retour............ 5 fr.

Nota. — Al'abonnement, conditions spéciales.

Casino.

Saison de 21 jours. . . . . . . 40 francs.

Un mois . . . . 45 »

La saison entière . . . . 80 »

Concerts symphoniques.

Saison de 21 jours . . . . . . 5 francs.

Un mois . . . . 6 »

La saison. . . . . 10 »

L'entrée du jardin èt des dépendances du Casino est généralement gratuite, mais non publique, la Direction se
réservant le droit, à certains jours, d'imposer l'accès du
casino d'une somme de 0 fr. 50 ou 1 fr. Une mise correcte
y sera absolument de rigueur.

Cercle des étrangers.

Le cercle du Casino est ouvert à ses membres tous les
jours sans exception à partir du 1er juillet. Tout nouveau
baigneur désireux de faire partie du cercle devra en faire la
demande sur une feuille spéciale signée des noms de deux
parrains déjà membres du cercle. Sa demande sera trans-
mise au Comité qui statuera sur sa réception.

Concerts.

A l'Etablissement thermal : de 10 h. 1/2 à 11 h. 1/2.
Au Casino : de 4 h. 1/2 à 5 h. 1/2, et de 7 h. 1/2 à
9 heures.

Théâtre du Casino.

Représentation tous les jours à partir du 1er juillet au
1er septembre.

POSTES ET TÉLÉGRAPHES

Le *Bureau des Postes et Télégraphes* est situé à Tessé-la-Madeleine.

Il est ouvert, pendant la Saison Thermale, de 7 heures du matin à midi, et de 2 heures à 7 heures du soir.

Les Dimanches et jours fériés, de 7 heures à 10 heures et de midi à 3 heures.

Heures des Distributions. — Première à 7 heures du matin ; Deuxième à 3 heures du soir.

Une Cabine Téléphonique est ouverte au Bureau des Postes et des Télégraphes de 7 heures du matin à midi et de 2 heures à 7 heures du soir les jours ordinaires, et de 7 heures du matin à 10 heures et de midi à 3 heures du soir les Dimanches et jours fériés.

Des boîtes aux Lettres sont placées dans Bagnoles : près de la *Grille de la Porte d'entrée de l'Établissement Thermal*, à la *Gare* et au *Grand-Hôtel*.

Heures des Levées des Boîtes et leurs Directions.

Levées	Au Bureau de Poste	A l'Établissement	A la Gare	Désignation des Routes
1re	5 h. 30 mat.	5 h. 40	5 h. 50	Paris et la Bretagne.
2me	9 h. 10 mat.	9 h. 25	9 h. 45	Toutes directions.
3me	1 h. 15 soir	1 h. 25	1 h. 35	La Ferté-Macé et Domfront.
4me	6 h. 20 soir	6 h. 35	6 h. 50	Rég. de l'Ouest seulement.
5me	8 h. 10 soir	8 h. 25	8 h. 40	Toutes Directions.

Un Employé de l'Établissement Thermal et un Employé du Grand-Hôtel vont à l'arrivée des Trains chercher les Lettres au Bureau de Tessé-la-Madeleine : de cette façon, MM. les Baigneurs ne subissent aucun retard dans la réception de leur Correspondance.

Un bureau de Postes et Télégraphes va être créé à Bagnoles, près du Grand-Hôtel. Les heures des levées des boîtes seront à un quart d'heure près les mêmes que celles du bureau de Tessé-la-Madeleine.

CULTE CATHOLIQUE

Chapelle de l'Établissement Thermal.

Dimanches et Fêtes : Grand'Messe à 9 h. 1/2. — Bénédiction à 5 h.

Messe tous les jours à 7 h. (moins le Dimanche).

Église Saint-Jean-Baptiste de Bagnoles.

Dimanches et Fêtes : Grand'Messe à 9 h. 1/2.

Pas de messe les jours ordinaires, du moins d'une façon régulière.

Église de Tessé-la-Madeleine.

Dimanches et Fêtes : Messes à 7 h. et à 8 h. — Grand'-Messe à 10 h. — Vêpres à 2 h. 1/2.

Messes tous les jours à 6 h. 1/2, 7 h. et 7 h. 1/2.

TARIF DES VOITURES DE LOUAGE

Courses à l'Intérieur de Bagnoles.

Courses à l'heure : 2 fr. 50 à 3 fr. — Courses de la Gare

aux Hôtels et Villas : 2 fr. — Courses à l'Établissement
(Service des Bains) : 1 fr. 50 à 2 fr.

Courses et Promenades hors de Bagnoles.

Presque toutes les Courses se font à l'heure, sauf pour
celles qui demandent une après-midi.

Domfront : 15 à 20 fr. — Rasnes : 15 à 20 fr. — Lassay
et les environs : 15 à 20 fr. — Carrouges : 20 à 25 fr. —
Sept-Forges et le Bois de Maine : 12 à 15 fr. — Le Crais :
12 à 15 fr. — Le Petit Jars : 12 à 15 fr.

Les prix peuvent varier d'une notable façon, suivant les
loueurs auxquels on s'adresse. Nous indiquons le prix mini-
mum.

Cabinet de lecture.

Au Casino, au salon de l'Établissement thermal.
Principaux journaux de l'Europe : politiques, périodiques,
illustrés.

Marchands de Journaux.

A la gare, Mme Meunier.
Avenue de la gare, Kiosque de M. Thouroude.
A l'Établissement, Kiosque de M. Nugues.

Voitures de louage.

MM. Bardou, Radigue, Jarry, Lebel, Landais, Mme
Veuve Leudière, *à Bagnoles.*
MM. Cordier, Labbé, Penlou, *à Tessé-la-Madeleine.*

Bouchers.

MM. Hervé, Lacouture, Onfroy, Olivier, Amiard.

Boulangers.

MM. Lebossé, Sonnet.

Epiciers.

MM. Bourgueil, Lebossé, Léveillé, Pichon, Maîtrejean, Sonnet, Penlou.

Bazars.

Mme Renault, M. Charron, M. Nugues, Mme Germain, Mlle Barbedienne, M. Chevalier.

Marchands d'antiquités.

M. Soyer, Mme Boisnard.

Blanchisseuses.

Mme Soyer, Mme Allard, Mme Léonard, Mlle Palluel, Mme Guillou.

Coiffeurs.

MM. Charron, Pottier, Dupont.

Entrepreneurs de travaux publics.

MM. Foubert, Biberon, Bénard, Appert.

Agences de location.

MM. Carel, Thouroude.

Cordonniers.

MM. Landais, Goujeon.

Débit de tabac et Régie.

M. Radigue, hôtel de la Terrasse.

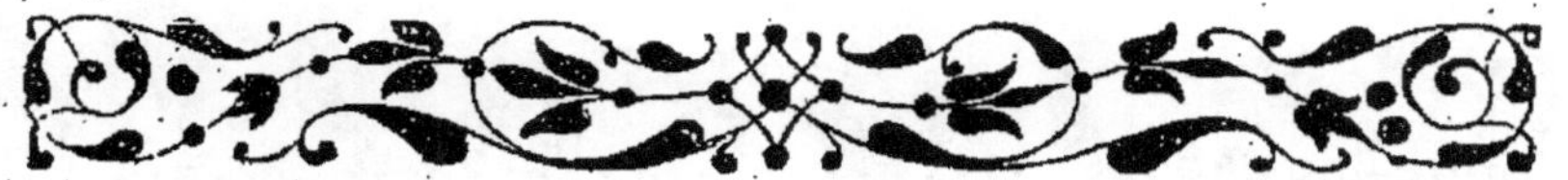

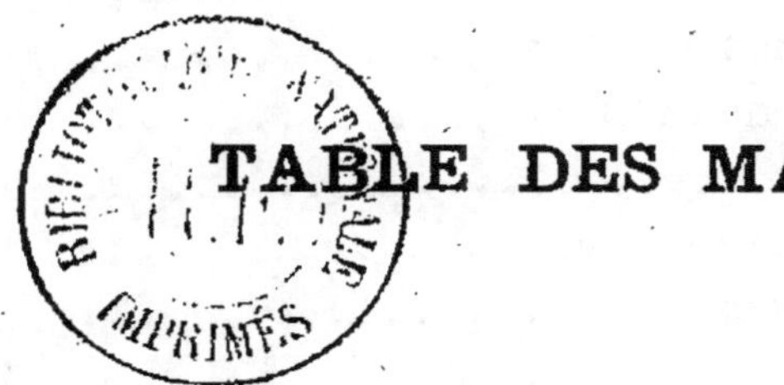 TABLE DES MATIÈRES

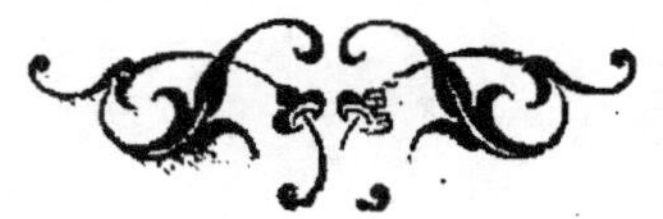

MAISONS RECOMMANDÉES

Mayenne, imprimerie CH. COLIN.

www.ingramcontent.com/pod-product-compliance
Lightning Source LLC
Chambersburg PA
CBHW051233050726
47594CB00001B/152